SEREMOS ETERNOS?

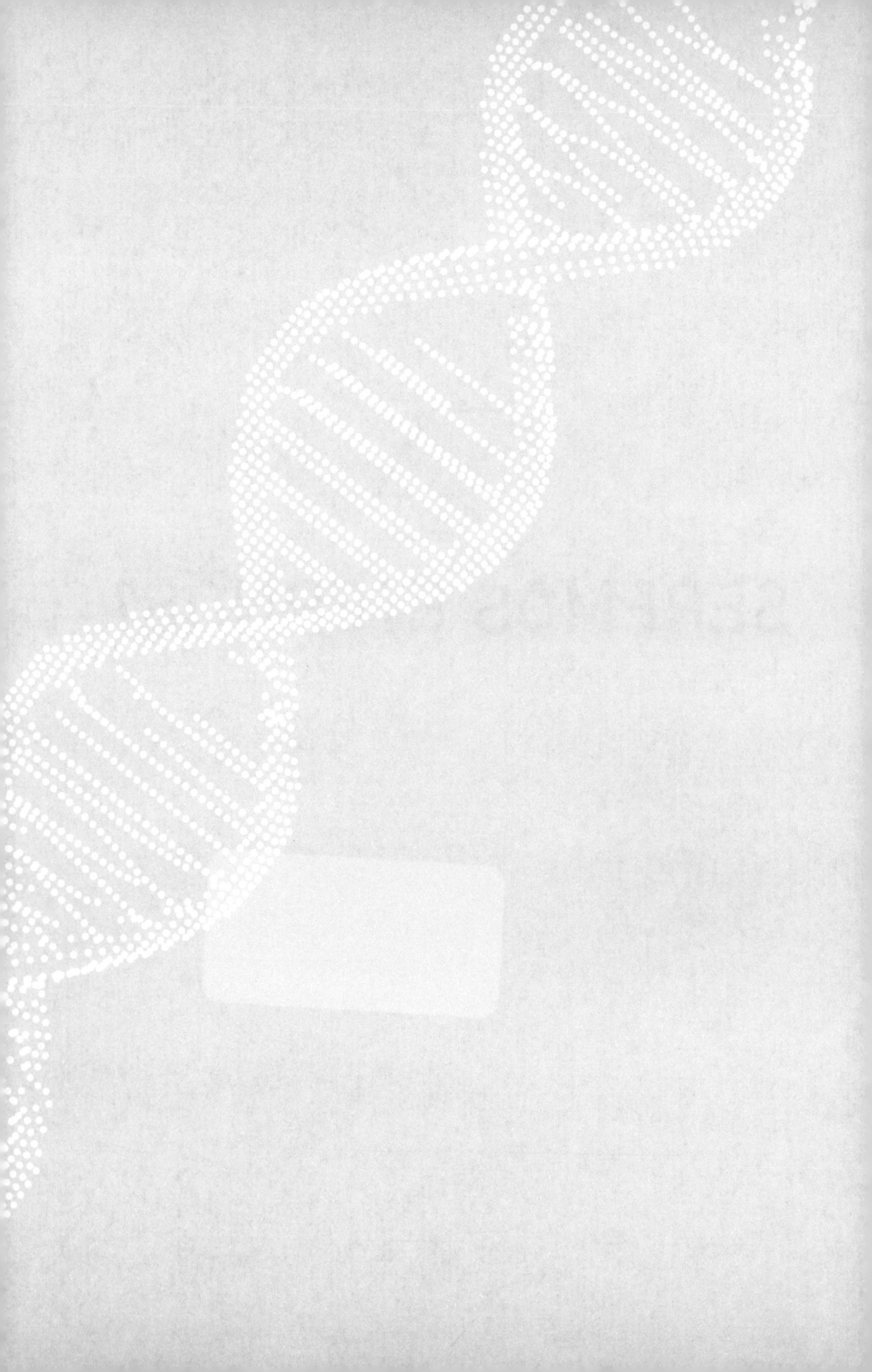

SEREMOS ETERNOS?

Dr. José Wilson Ribas

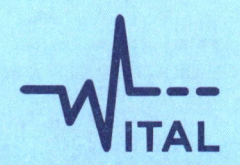

VITAL

Todos os direitos reservados.
Copyright © 2022 by Editora Pandorga

Direção editorial
Silvia Vasconcelos
Produção editorial
Equipe Editora Pandorga
Revisão
Henrique Tadeu Malfará de Souza
Renata Sangeon
Diagramação
Marina Reinhold Timm
Capa
Matheus Zanin
Ilustrações do miolo
Freepik (vetores)

TEXTO DE ACORDO COM AS NORMAS DO NOVO ACORDO ORTOGRÁFICO DA LÍNGUA PORTUGUESA (DECRETO LEGISLATIVO Nº 54, DE 1995)

Dados Internacionais de Catalogação na Publicação (CIP) de acordo com ISBD

R482s	Ribas, Dr. José Wilson
	Seremos Eternos / Dr. José Wilson Ribas. - Cotia, SP : Pandorga, 2022.
	224 p. : il. ; 16cm x 23cm.
	Inclui índice.
	ISBN: 978-65-87140-57-5
	1. Medicina. 2. Saúde. 3. Envelhecimento. 4. Longevidade. I. Título.
	CDD 610
2022-1687	CDU 61

Elaborado por Odilio Hilario Moreira Junior - CRB-8/9949

Índice para catálogo sistemático:
1. Medicina : Saúde 610
2. Medicina : Saúde 61

2022
IMPRESSO NO BRASIL
PRINTED IN BRAZIL
DIREITOS CEDIDOS PARA ESTA EDIÇÃO À
EDITORA PANDORGA
RODOVIA RAPOSO TAVARES, KM 22
CEP: 06709015 – LAGEADINHO – COTIA – SP
TEL. (11) 4612-6404

WWW.EDITORAPANDORGA.COM.BR

"Foi pensando nos meus pacientes que executei este livro, por isso dedico este trabalho a todos aqueles a quem esta obra possa ajudar de alguma forma, afinal a essência do conhecimento consiste em aplicá-lo em nosso dia a dia."

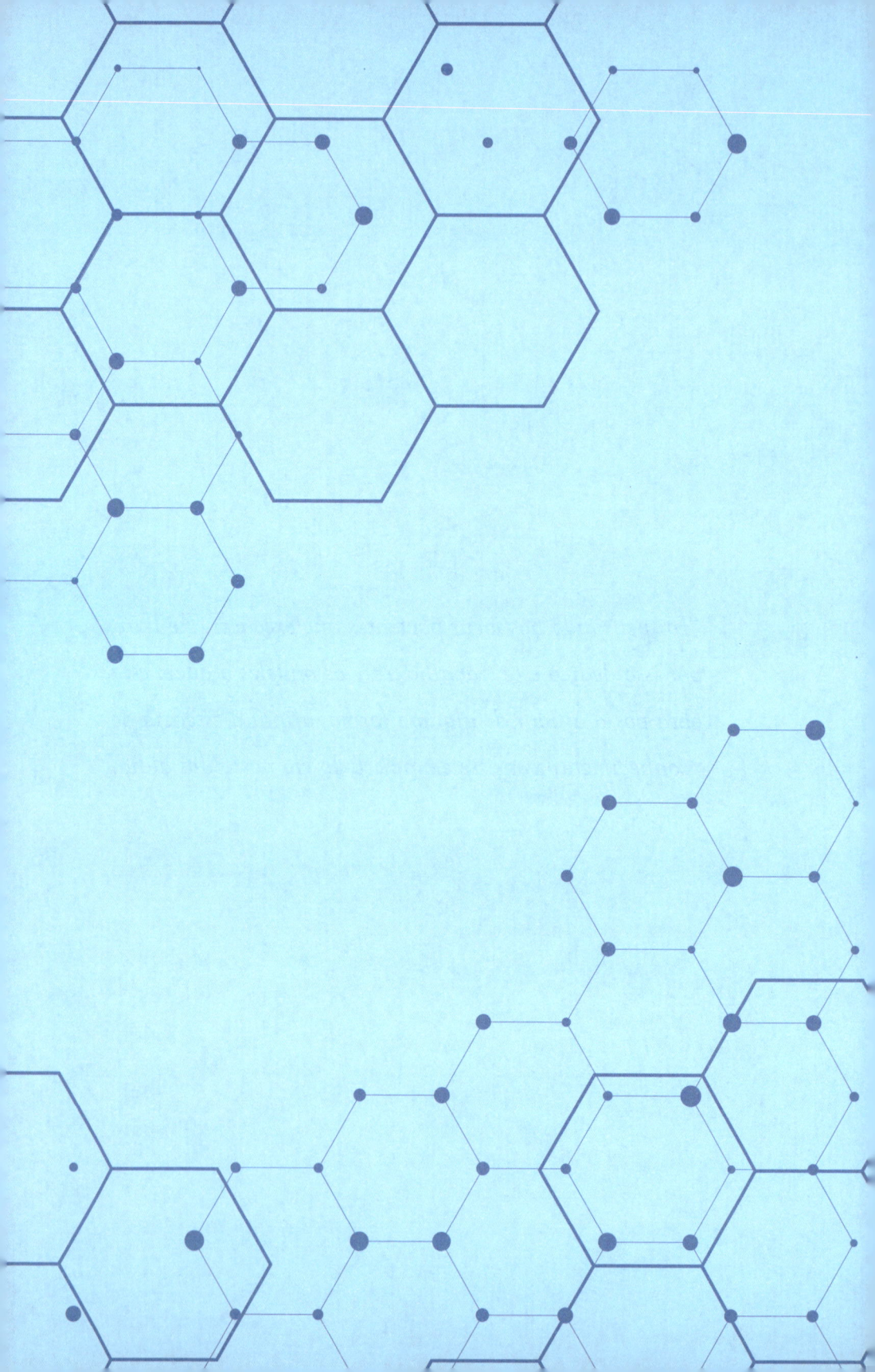

SUMÁRIO

Prefácio	9
1. Envelhecer é uma doença	13
2. Nossos hábitos nos definem	19
3. Aprendendo a envelhecer	27
4. Cuidar da mente e do todo	37
5. Somos o que digerimos	47
6. Do que mais seu corpo precisa	69
7. A fonte da juventude	83
8. Modulando nosso envelhecimento	107
9. A dieta perfeita	113
10. Uma briga interna	135
11. Projeto vida ativa	147
12. Reprograme sua mente	185
13. A imortalidade	205
Epílogo	209
Referências bibliográficas	213

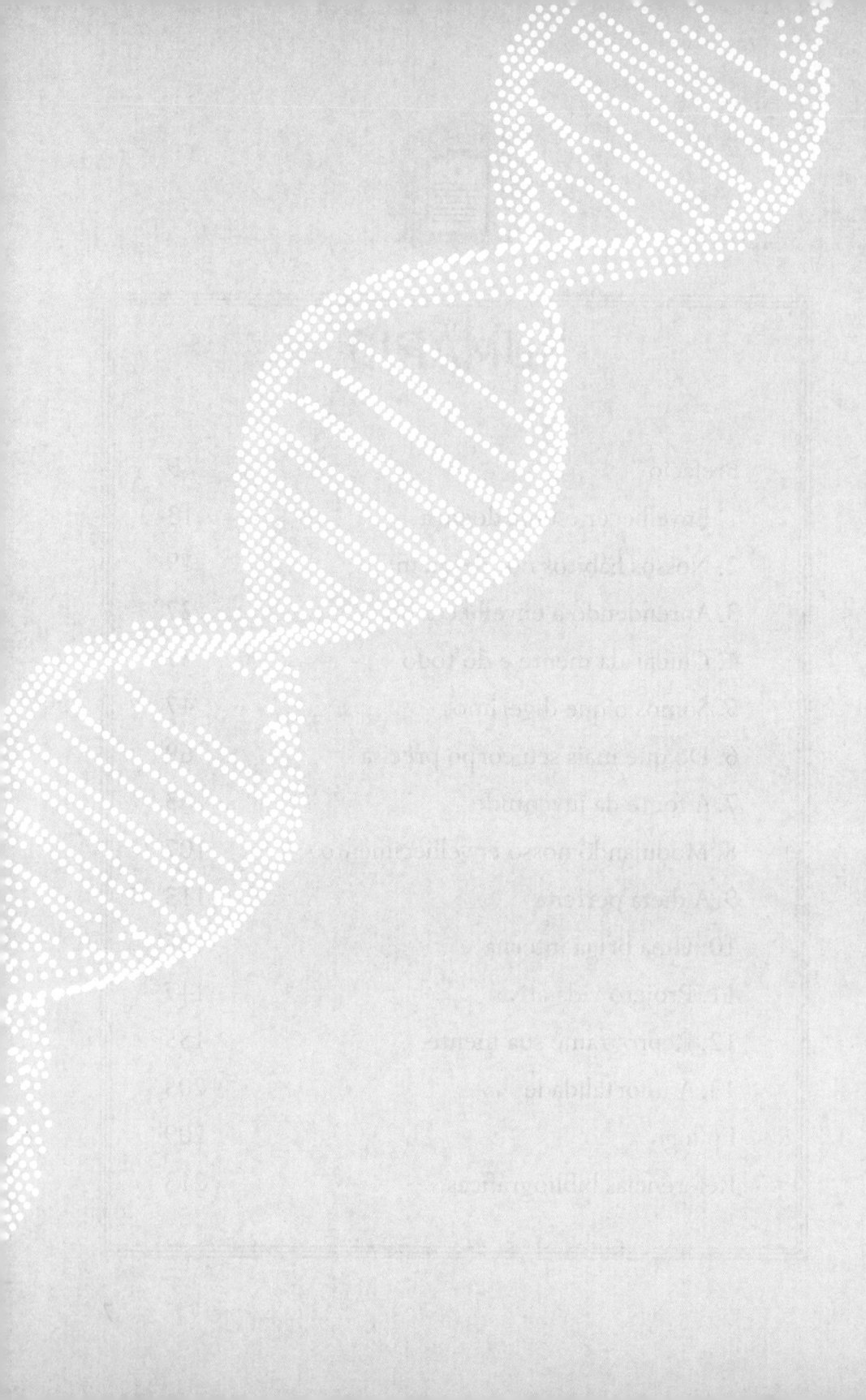

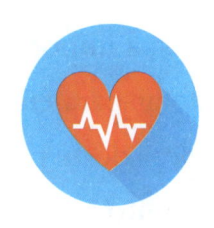

Caro leitor,

Foi com muita alegria que aceitei o honroso convite do ex-aluno, amigo e colega Dr. José Wilson Ribas para prefaciar o livro que você agora tem nas mãos. Ao ler os originais, pude observar que o Dr. Ribas consegue transmitir às páginas de seu livro o entusiasmo do médico que pratica a Medicina Integrativa, que é focada na pessoa em seu todo e cujo objetivo é o equilíbrio global do organismo (corpo e mente) para uma vida longa, saudável e produtiva.

Até pouco tempo, acreditava-se que as chamadas "doenças do envelhecimento", em sua maioria, eram resultado de um processo previsível e muitas vezes inevitável. Novos conceitos em fisiopatologia nos mostraram que o envelhecimento acelerado (e as doenças a ele associadas) pode ser evitado, ou, na pior das hipóteses, controlado. Sabemos hoje, e este livro vem reforçar essa certeza, que existe um pilar que é a base de uma boa saúde e da longevidade, composto pela dieta correta, atividade física regular, controle do estresse, melhoria dos estilos de vida, e níveis hormonais apropriados.

Ao longo da obra, Dr. Ribas nos descreve, de forma didática e brilhante, questões como a diferença entre alimentos e nutrientes; quais vitaminas e minerais necessitamos e onde encontra-los nos alimentos; a importância do hormônio D; e que escolhas devemos adotar para envelhecer com disposição e saúde, assumindo as rédeas deste processo. São informações importantes, que valem muito a pena ler e, sobretudo, colocar em prática no nosso dia a dia.

O papel do nutrólogo e a relevância da nutrição, importante aliada não só no tratamento de muitas doenças, mas também para evita-las; a função de hormônios como cortisol, insulina, melatonina, testosterona e estradiol e os declínios hormonais e seus impactos no nosso organismo são também temas abordados pelo autor, com explicações baseadas em evidências científicas de peso.

Envelhecer com saúde e qualidade de vida, sem a perda de diversas funções físicas, cognitivas e comportamentais. Esse é o desejo de todos nós. Um dos capítulos deste livro nos leva ao tema da modulação hormonal bioidêntica, terapia que pode auxiliar na prevenção e tratamento dos distúrbios associados ao envelhecimento. Os hormônios bioidênticos são assim chamados porque são semelhantes aos hormônios endógenos, ou seja, aqueles produzidos pelo organismo humano. Sabemos que, ao contrário do pensado anteriormente, o envelhecimento patológico está fortemente correlacionado com os declínios hormonais. Assim sendo, aprimorar os níveis hormonais torna-se uma importante ferramenta de prevenção às doenças.

O leitor não deixará de perceber a capacidade magistral do Dr. Ribas em retratar a realidade de que nosso corpo é um sistema único e integrado. Este caro colega nos mostra ao longo de sua obra ser um profissional que atua como um médico do todo, capaz de usar seu conhecimento não apenas para a detecção precoce de doenças, mas, principalmente, para a promoção da saúde. Oferece ao leitor um relato da proposta da prática ortomolecular, que tem seus fundamentos na fisiologia e fisiopatologia humana, e na bioquímica celular e molecular. Dentro deste contexto, nos mostra como o envelhecimento e o aparecimento de muitas doenças também se encontram relacionados com o excesso de radicais livres, que danificam a capacidade celular e comprometem diretamente a homeostase do meio interno. Fornece dicas valiosas de como nos mantermos saudáveis e em equilíbrio, através do controle da produção dos radicais livres.

A riqueza da contribuição da prática de atividade física aliada à alimentação correta para a saúde também pode ser revista nesta obra, como não poderia deixar de ser, uma vez que Dr. Ribas, com formação em Ciências da Longevidade, Nutrologia e Ortomolecular, é um discípulo da medicina integrativa. Lembra-nos que saúde (assim como a doença) se conquista diariamente, e nos incentiva com seu texto a reciclar hábitos, valorizar nossa saúde e investir em nós mesmos, adotando comportamentos simples, como dormir bem, por exemplo. Uma boa noite de sono garante disposição e vitalidade e está intimamente relacionada à qualidade de vida.

Orandum est ut sit mens sana in corpore sano, "Um homem deve orar por uma mente sã em um corpo são". A frase é do poeta satírico romano Juvenal, autor das Sátiras, escritas entre o final do Século I e início do Século II. E, no mundo agitado em que hoje vivemos, faz mais sentido do que nunca. Dr. Ribas nos lembra em sua obra a associação entre a saúde mental e física, para uma vida longeva, feliz e produtiva. Convida-nos a tentar viver de forma mais leve, rir mais, manter o bom humor e o pensamento positivo, para obtermos mais saúde e controlar o envelhecimento.

Este livro, caro leitor, é um convite.

A rever os estilos de vida, adotar uma alimentação correta, praticar exercícios, colocar mais pensamentos positivos em nosso dia a dia, ter mais prazer em viver, e alcançar mais qualidade de vida. A sua leitura tem o potencial de transformar a maneira como estamos vivendo, mudar nosso olhar a respeito do envelhecimento, alterando os rótulos antigos de que as doenças são próprias da idade e nada se pode fazer a respeito. Sinto-me feliz por prefaciar essa obra, e convido a quem quiser viver mais e melhor a ler e reler os capítulos que se seguem. Posso assegurar que valerá a pena!

São Paulo, 30 de abril de 2021.
Dr. Ítalo Rachid, médico ginecologista
e diretor científico do Grupo Longevidade Saudável.

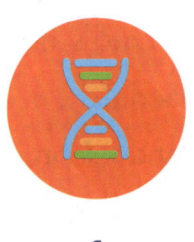

1
ENVELHECER É UMA DOENÇA

> "Se o tempo envelhecer o seu corpo, mas não envelhecer a sua emoção, você será sempre feliz."
>
> **Augusto Cury**

Talvez você não tenha se dado conta do quanto o ser humano vem evoluindo como espécie. No livro *Homo Deus: uma breve história do amanhã*, o professor israelense de história Yuval Noah Harari nos chama a atenção para este fato: "Hoje morrem mais pessoas que comeram demais do que de menos; mais pessoas morrem de velhice do que de doenças infecciosas; e mais pessoas cometem suicídio do que todas as que, somadas, são mortas por soldados, terroristas e criminosos. No início do século XXI, o ser humano médio tem muito mais probabilidade de morrer empanturrado no McDonald's do que de seca, de Ebola, ou num ataque da Al-Qaeda".

O professor está falando sobre as maiores preocupações dos seres humanos ao longo de milênios: fome, pestes e guerras. É claro que aqui ou ali ainda há pessoas enfrentando a miséria e a fome, mas isso se dá mais por falta de ações do governo do que por escassez de alimentos; pestes como o coronavírus apavoraram o mundo em 2020; e há guerras sendo travadas em diversos pontos do planeta. Mas trata-se de acontecimentos isolados, que o ser humano, como espécie, pode controlar.

Ainda há pessoas morrendo de obesidade, de câncer, de gripe etc., mas não se morre mais (ou há apenas casos isolados) de tifo, tuberculose ou outras doenças. Hoje, em vez de rezar aos deuses, o ser humano pesquisa a origem do problema, busca soluções e, não raro, as encontra. É o caso da AIDS cujo surgimento teve viés de epidemia e, apesar de ainda não ter cura, é controlável e os pacientes podem viver uma vida quase normal.

Essa evolução, com base nas pesquisas, tem sido constante e ascendente. A ciência na área da saúde humana evolui de forma crescente e animadora, e isso nos leva a uma pergunta: até onde podemos ir?

Seremos imortais algum dia?

Há uma grande possibilidade de a resposta ser sim. Ou, pelo menos, de podermos viver por cem ou duzentos anos, completamente saudáveis. Sem nos preocuparmos se a colheita da aldeia vai ser assolada por uma praga de gafanhotos ou se algum inimigo vai invadir nossas fronteiras, agora concentramos nossa atenção e nossa inteligência em descobrir como podemos nos livrar do que ainda nos ameaça: a velhice.

E temos feito um trabalho brilhante. Se olharmos para trás, a nossa expectativa de vida é astronômica: há dois mil anos, no início da era cristã, segundo dados demográficos daquele período, as guerras, as doenças epidêmicas, as catástrofes da natureza e o desconhecimento de como se prevenir de doenças endêmicas e de pestes não possibilitavam que se vivesse, em média, mais de 25 a 28 anos. Em 1900, ou seja, dezenove séculos mais tarde, a esperança de vida do ser humano havia aumentado para algo em torno de 43 a 46 anos, em média.

No século XX, a expectativa de vida aumentou em vinte anos, chegando aos 65 anos como média mundial. Ou seja: em menos de um século, passamos a ter vinte anos a mais de vida, enquanto antes demoramos dezenove séculos para alcançar o mesmo patamar.

No Brasil, a expectativa de vida aumentou 17,9% entre 1980 e 2013, passando de 62,7 para 73,9 anos, segundo o Programa das Nações Unidas para o Desenvolvimento (PNUD). E números divulgados pelo Instituto Brasileiro de Geografia e Estatística (IBGE) mostram que cinco anos mais tarde, em 2018, a expectativa de vida do brasileiro, que na década de 1940 era de 50 anos, já era de 77 anos.

Segundo projeções estatísticas da Organização das Nações Unidas (ONU), a população idosa do Brasil vem aumentando desde 1950 e, até 2025, crescerá dezesseis vezes contra cinco vezes a população total. Nós nos tornaremos a sexta maior população de idosos do mundo.

A perspectiva é de que, ainda neste século, alcançaremos os 100 anos como expectativa média de vida. Veja bem: eu disse média, o que quer dizer que haverá pessoas vivendo 120, 130 ou até 150 anos. E o mais importante: vivendo com saúde.

É por esse motivo que os cientistas têm tratado o envelhecimento cada vez mais como doença, e não um processo natural. Para eles, envelhecer é um processo biológico que pode ser manipulado, tratado e prorrogado. Os médicos vêm concentrando seus esforços em algo que eles chamam de "atraso do relógio biológico".

A essência da ideia, basicamente, é a seguinte: a Medicina produz remédios específicos para as doenças que precisam ser tratadas no momento. Assim, a pessoa se cura apenas daquilo que necessita, mas o resto do seu corpo segue sofrendo o processo natural de deterioração: não existe um "remédio para o envelhecimento". Para que se possa retardá-lo, esse estágio deve ser tratado como doença.

É obvio que ainda estamos longe disso. Mas há algo que nós (eu, você, todos) podemos fazer para garantir que envelheçamos com saúde, vivendo o mais longinquamente possível, mesmo sem que os cientistas descubram a cura para a velhice: cuidar do nosso corpo.

Estudos mostram que envelhecer com saúde tem a ver com alimentação, exercícios físicos, meio ambiente e estado mental.

Quanto à alimentação, por exemplo, um estudo feito com dois macacos de meia-idade mostrou que um deles, que fazia exercícios e comia 30% menos, com uma dieta regrada, no final da pesquisa apresentava pelos, músculos e ossos mais fortes, além de maior capacidade de se manter ereto e maior atividade mental do que o segundo, que recebeu alimentação em excesso, não fez qualquer atividade física e estava acima do peso.

Isso quer dizer que é possível escolher como se quer chegar à velhice, com total autonomia ou dependendo de terceiros para cuidar de você.

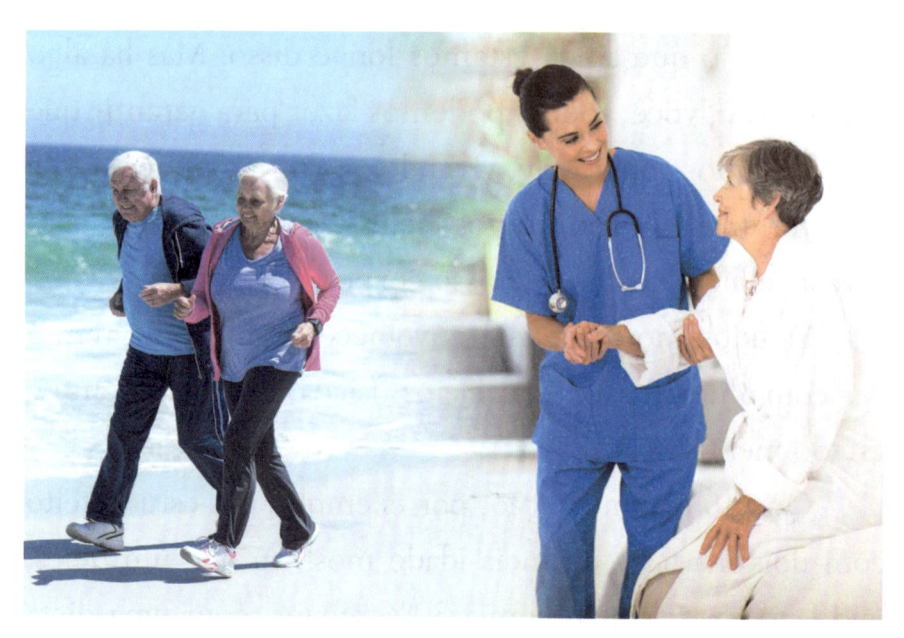

Em um futuro não muito distante, será possível escolher de que modo se deseja envelhecer.

Ou seja, já somos "senhores" de nosso destino e podemos escolher como queremos envelhecer, e é disso que trata este livro.

Espero que você tenha uma boa leitura e possa, daqui para frente, mudar seus hábitos, sua maneira de pensar e encarar a vida, cuidando da alimentação, dos exercícios físicos e entendendo melhor seu corpo e como ele está envelhecendo. Assim, quando você chegar aos 100 anos (ou mais!), terá saúde para curtir a vida em toda a sua plenitude.

2

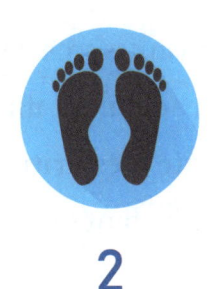

NOSSOS HÁBITOS NOS DEFINEM

> "Somos o que fazemos repetidamente. A excelência, portanto, não é um ato, mas um hábito."
>
> **Aristóteles**

O hábito é uma repetição automática, rotineira e contínua. É como dirigir um carro: você tem dificuldades nas primeiras vezes, até entender o funcionamento da máquina; daí em diante você automatiza o processo e se torna capaz de dirigir até enquanto come ou fala ao celular (o que é um absurdo, mas enfim).

Nossos hábitos e atitudes modulam pensamentos e emoções, que atuam diretamente em nosso cérebro, estimulando ou bloqueando neurotransmissores e hormônios, e causando efeitos diretos em nossas células; afinal, somos o equilíbrio do princípio: corpo, mente e espiritualidade.

Agora pare por um instante e pense nos seus hábitos.

O que você costuma fazer após se levantar? Como é seu café da manhã? Faz exercícios físicos ou sai correndo para o trabalho? Qual é o meio de transporte que utiliza para chegar ao trabalho? E o almoço? Qual é a quantidade de comida que ingere? Você costuma comer um doce logo após a refeição? Toma um cafezinho? Você fuma? Rói as unhas?

Muito provavelmente você respondeu sim para a maioria das perguntas. Mas isso não quer dizer muita coisa, apenas que você é humano e tem um cérebro funcional. O cérebro humano é um dos processadores mais poderosos do mundo. Ele é capaz de processar as informações recebidas, analisá-las com base em uma vida inteira de experiência e apresentá-las para nós em meio segundo. Não há ainda um computador que possa sequer chegar perto da capacidade de processamento de nosso cérebro.

E ele faz isso exatamente por se "habituar" às rotinas. Tudo que é repetitivo ele aprende e automatiza, para não ter de sempre processar as mesmas informações. Isso significa que tudo que vemos, ouvimos, sentimos ou fazemos é uma realidade perceptiva totalmente gerada pelo nosso cérebro. Por exemplo: ouvimos sons a partir de ondas de pressão de ar. A orelha é uma concha acústica, que capta as vibrações do ar (dentro de uma faixa de frequência de 20 a 20 mil hertz) e direciona essa vibração para o canal auditivo. Essas ondas sonoras fazem vibrar o ar dentro do canal do ouvido, e a vibração é transmitida ao tímpano. Esticada como a pele de um tambor, a membrana vibra, movendo um osso chamado martelo, que faz vibrar o osso bigorna, que, por sua vez, faz vibrar o osso estribo. Esses ossículos funcionam como amplificadores das vibrações. A base do estribo se conecta a uma região da membrana da cóclea denominada janela oval e a faz vibrar, comunicando a vibração ao líquido coclear. O cérebro recebe essas vibrações, processa-as, decodifica-as e as transforma em ideias, palavras e novos sons, que serão transmitidos a outros cérebros. Assim estabelecemos uma conversa.

O que nós conhecemos como realidade nada mais é que uma interpretação de nosso cérebro. Os objetos que percebemos são uma construção cerebral. Vemos cores e objetos que, na verdade, são apenas sinais sobre fótons refletidos. Prova disso é que o cérebro pode ser "enganado" por meio das ilusões de ótica. Isso é possível porque, da mesma forma que os sons, as imagens são comprimentos de onda da luz refletida pelas superfícies, que mudam com as alterações na iluminação. O cérebro atribui cores constantes e formatos (o sentido tátil ajuda nisso) às coisas "reais" que vemos.

Um gesto qualquer com a mão produz uma imagem sempre diferente, mas o cérebro classifica isso e consegue decodificar e dar um significado consistente. O tamanho da imagem de um objeto na retina varia com a sua distância, mas o cérebro pode também deduzir essa distância relativa, calcular entre dois objetos quando há sobreposição, interposição ou oclusão, deduzir a forma de um objeto com base nas sombras e assim por diante.

Pensamos que vemos o mundo inteiro, mas estamos olhando através de um "portal visual" muito estreito. Por isso você tem de mover seus olhos quando lê essa página. A maior parte dela está desfocada, e enquanto você olha uma letra, uma sequência de letras ou uma palavra, seu cérebro decodifica tudo isso e o transforma num texto inteligível.

Pensamos que conhecemos o mundo e as coisas que fazem parte dele, o que chamamos de realidade, mas é apenas nosso cérebro trabalhando (esse é o conceito que embasa o filme *Matrix*, por exemplo). Por isso nosso cérebro pode ser "enganado" ao pensar que um braço de borracha ou uma mão de realidade virtual é realmente uma parte do nosso corpo. É como acontece na síndrome de Capgras, um raro distúrbio psiquiátrico, em que o doente acredita que seus familiares, amigos e até seus animais de estimação foram substituídos por sósias.

Quer um exemplo disso?

Um caso narrado na ciência médica é o do casal galês Alan e Christine Davies. Em 1995, eles sofreram um acidente de carro e ficaram levemente feridos. O marido bateu a cabeça e sofreu um trauma mais severo, desenvolvendo a síndrome de Capgras. Ele se convenceu, por uma série de *flashbacks* e reminiscências, de que sua esposa havia morrido na batida e que a mulher a seu lado era uma sósia que estava se passando por Christine. Então, passou a demonstrar pouca afeição pela "impostora".

Outro caso é o de uma idosa que morava sozinha e fez amizade com uma mulher que aparecia a ela sempre que se olhava no espelho. Ela pensava que essa mulher não se parecia consigo, exceto por ambas terem um estilo semelhante e tenderem a usar roupas idênticas.

Tudo isso nos mostra o que nosso cérebro significa e por que nosso comportamento é automático na maior parte das vezes, mesmo que pensemos estar no controle.

O fato de que, pouco tempo depois de termos "aprendido" a dirigir (na verdade, automatizamos todas aquelas tarefas necessárias para a condução do veículo), podermos – mas não devermos – dirigir um veículo a 110 km/h na rodovia e ao mesmo tempo estarmos perdidos em nossos pensamentos (ou, então, olhando o celular e mandando mensagens de WhatsApp) mostra o quanto o comportamento cerebral pode automatizar as tarefas.

E é esse o segredo que venho aqui te contar: tudo o que fazemos e o que somos é a forma como "viciamos" (ou, então, automatizamos, ensinamos ou habituamos) nosso cérebro. Tudo o que fazemos já está no automático, incluindo o direcionamento dos nossos objetivos e desejos.

Se você quer emagrecer e ter uma vida mais saudável, ensine seu cérebro a se alimentar corretamente e a praticar exercícios eficazes, mas não por alguns dias apenas; crie o hábito diário. No início, é como aprender a dirigir, a tarefa será quase impossível; mas tudo é automatizável.

Nosso cérebro se sente confortável em nos dar a sensação de que estamos no controle, de que podemos tomar nossas próprias decisões e direcionar nossas escolhas durante o dia a dia, ou, então, de que não conseguimos mudar alguma coisa, mas tudo isso é uma ilusão. Estamos seguindo vários hábitos que foram automatizados ao longo da vida.

Todas as nossas ações diárias e o resultado delas formam uma sequência de hábitos que nosso cérebro aprendeu e automatizou para que não pensássemos mais neles e pudéssemos executar outras tarefas, investigar o mundo, conhecer novas coisas, automatizá-las etc.

Nossas relações familiares e sociais, os exercícios físicos que praticamos (ou não), os tipos de comida, a quantidade e a frequência com que a ingerimos, entre outros, é o que ensinamos a nosso cérebro. O que ele automatizou nos faz executar automática e diariamente ao longo da vida.

Por isso, o segredo é cultivar bons hábitos, ensinando seu cérebro a "dirigir", programando-se conscientemente por meio de atitudes e escolhas que vão dar à sua vida o sentido e a organização de que você precisa e deseja, mas que, até agora, achava impossível conseguir.

A seguir listarei os ingredientes importantes aos quais você deverá prestar atenção em sua rotina para criar hábitos saudáveis. Afinal, eles o levarão ao seu *lifestyle* (estilo de vida), como veremos mais adiante.

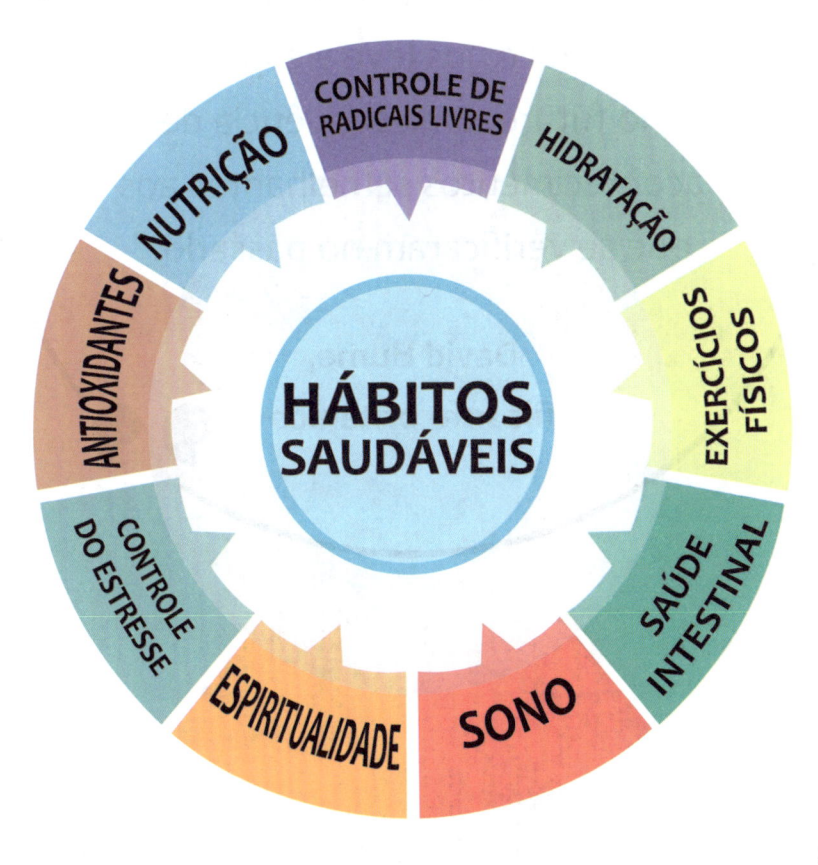

HÁBITOS SAUDÁVEIS
- CONTROLE DE RADICAIS LIVRES
- HIDRATAÇÃO
- EXERCÍCIOS FÍSICOS
- SAÚDE INTESTINAL
- SONO
- ESPIRITUALIDADE
- CONTROLE DO ESTRESSE
- ANTIOXIDANTES
- NUTRIÇÃO

"O hábito é, pois, o grande guia da vida humana. É aquele princípio único que faz com que nossa experiência nos seja útil e nos leve a esperar, no futuro, uma sequência de acontecimentos semelhantes aos que se verificaram no passado."

**David Hume,
filósofo britânico**

3
APRENDENDO A ENVELHECER

> *"Envelheci dez anos ou mais nesse último mês..."*
>
> **Humberto Gessinger**

Que idade você tem hoje?

Vinte, trinta, quarenta anos... não importa: você está envelhecendo. A velhice começa na infância (ou antes), e não depois dos 60 anos, como se pensa comumente.

E há dois tipos de envelhecimento a que estamos sujeitos: o cronológico e o físico. O cronológico é inevitável (aliás, amplamente desejável), marcado pelo passar dos anos. Já o físico é o que afeta a qualidade de vida e pode determinar como você irá viver seu tempo cronológico. Sobre este temos controle e podemos moldá-lo.

No Brasil, são consideradas idosas pessoas com mais de 60 anos, mas na verdade os declínios naturais da idade são graduais e iniciam-se a partir dos 20 anos, sendo mais perceptíveis a partir dos 40, 45 anos.

Na Finlândia, por exemplo, pessoas a partir de 45 anos são consideradas "em processo de envelhecimento", e a partir de 55 anos, idosas. Há, portanto, um "vácuo" de 15 a 20 anos, em que os brasileiros já sentem os efeitos do envelhecimento, embora não haja qualquer preocupação com sua saúde, alimentação, atividades diárias etc. A maioria segue um estilo de vida de muito estresse, má alimentação e sedentarismo, cujos efeitos só serão sentidos quando for tarde demais.

Dados de uma pesquisa feita na Universidade Stanford (Palo Alto, Califórnia, Estados Unidos), uma das instituições mais prestigiadas do mundo quando o assunto é pesquisa, mostram que o estilo de vida representa 60% de um envelhecimento saudável, o meio ambiente responde por aproximadamente 20%, a genética, 15%, e a Medicina colabora com 5%.

Isso nos mostra que envelhecer não é sinônimo de doença e inatividade, mas um processo que pode ser conduzido. Primeiro, temos de entender como funciona o nosso corpo e como a passagem dos anos nos afeta desde cedo. Depois, é preciso refletir, considerando os âmbitos da saúde física e mental, da independência de vida diária, da integração social, do suporte familiar e da independência econômica, como queremos viver no futuro.

Por exemplo, no caso da saúde corporal, um dos principais sistemas orgânicos afetados pelo processo de envelhecimento é o cardiorrespiratório, indiretamente relacionado ao risco de diversas condições crônicas, incapacidades e mortalidade precoce. A manutenção da capacidade cardiorrespiratória pode ser considerada fator determinante para uma velhice independente e saudável.

Então, qual é a saída para vivermos com vitalidade?

Certamente o segredo está na Medicina Preventiva.

Creio que, para nos prevenir de doenças e melhorar a qualidade de vida de todos, necessitamos inicialmente de uma prevenção quaternária, afinal muitas pessoas podem sentir-se adoecidas com o estilo de vida que desenvolvem; porém, ao se consultarem conosco, médicos, muitas vezes não apresentam sinais clínicos clássicos aparentes.

> A prevenção quaternária influencia:
> 1. Coma comida "de verdade" e saudável.
> 2. Faça exercícios físicos de maneira equilibrada.
> 3. Faça suplementação nutricional de alta qualidade.
> 4. Realize exames de rastreio periódicos.

Estudos mostram que, com o envelhecimento cronológico, é inevitável ocorrer um declínio da capacidade cardiorrespiratória, porém a prática regular de exercícios físicos, aliados a um estilo de vida mais ativo, pode atenuar esse processo. Uma pesquisa realizada por alunos de Educação Física da Universidade Tecnológica Federal do Paraná (UTFPR) comprovou, acompanhando dois grupos de idosos por cerca de seis anos, que o declínio da capacidade cardiorrespiratória foi se agravando do grupo classificado como "ativo" para o grupo "inativo".

No grupo ativo, as alterações foram de apenas 8%, ou seja, de 1,3% ao ano, estatisticamente diferente quando comparado ao grupo inativo, com decréscimo de 14% ou de 1,8% ao ano, conforme observaram os pesquisadores. Esses dados nos mostram que, se queremos envelhecer bem, precisamos cuidar da saúde física, a qual passa pela realização criteriosa (acompanhada por um profissional de saúde) de exercícios físicos regulares.

Se você ainda é jovem, talvez não veja isso como algo preocupante, mas a inatividade física, conhecida como sedentarismo ao longo dos anos, pode levá-lo a enfrentar problemas até mesmo em suas atividades diárias. Coisas que hoje são triviais, como tomar banho, vestir-se, levantar-se e sentar-se, caminhar mesmo que a uma pequena distância, ou seja, atividades de cuidados pessoais básicos, podem se tornar extremamente difíceis. E isso não acontecerá quando você tiver 60, 70, não; pode começar muito cedo, principalmente se você leva uma vida sedentária.

Aos 40 e, às vezes, até antes, os problemas que foram sendo acumulados desde a juventude afloram e se intensificam até os 60 anos, quando então "explodem". Se você não se cuidar, não se prevenir, não se preparar, quando chegar lá vai ser tarde.

Um estudo apresentado pela Sociedade de Psicologia Britânica mostra que a partir dos 40 ou 45 anos de idade nosso tempo de reação, capacidade de concentração e memória começa a diminuir sensivelmente. A incidência de doenças cardiovasculares aumenta, principalmente pelos fatores de riscos da doença – hipertensão arterial, colesterol elevado, tabagismo, diabetes, obesidade, alcoolismo e também sedentarismo.

E a doença cardiovascular é a principal causa de mortalidade no mundo para ambos os gêneros. Segundo a Organização Mundial da Saúde (OMS), o número anual de mortes por doença cardiovascular aumentará para 25 milhões em 2030. Então, isso requer muita atenção e cuidado, seja qual for sua idade.

O que ocorre com nosso corpo quando envelhecemos?

A partir dos 30 começa a aparecer uma série de outros problemas:

VISÃO: começa a chamada presbiopia, popularmente conhecida como "vista cansada", um espessamento gradual e perda de flexibilidade da lente natural dentro do olho. As mudanças relacionadas à idade ocorrem nas proteínas dessa lente natural, tornando-a mais rígida e menos elástica ao longo do tempo. Alterações relacionadas à idade também ocorrem nas fibras musculares ao redor dessa lente. Com menos elasticidade, fica difícil para os olhos focalizar objetos próximos. Suplementação de carotenoides e minerais pode auxiliar na prevenção. Gosto muito de utilizar luteína, astaxantina, zinco e selênio.

PESO: perder peso depois dos 40 anos é muito mais difícil. A taxa metabólica basal, que representa a quantidade de calorias de que o corpo precisa diariamente para manter o peso, reduz com o passar do tempo. Assim, se você continuar comendo aos 40 o que comia aos 20 e aos 30, vai engordar. As mulheres ainda têm de lidar com as mudanças hormonais que podem ocasionar o ganho de peso e obesidade. A obesidade traz outras complicações, como diabetes, hipertensão, problemas cardiovasculares, articulares e muitos outros.

Xixi: se você pensa que incontinência urinária é coisa de crianças ou velhos, prepare-se. Um estudo do Núcleo Avançado de Urologia e do Centro de Continência Urinária do Hospital Sírio-Libanês, de São Paulo, ouviu 5.184 pessoas, das quais a maioria estava na faixa dos 40 aos 59 anos (34%) e mais da metade (53%) era do sexo feminino. O resultado revela números dignos de uma epidemia: 45,5% das mulheres e 14,7% dos homens relataram sofrer com os "vazamentos". Para esses casos, evidências comprovam que exercícios físicos regulares e direcionados para o fortalecimento do períneo auxiliam na melhoria do sinal clínico.

Publiquei um artigo em 2020 no International Journal of Development Research sobre o estado da arte de moduladores seletivos de receptores androgênicos (SARMs) e evidenciamos que a suplementação de Ostarine, um dos SARMs estudados, melhora a força e o tônus nas regiões do assoalho pélvico, sendo assim uma boa estratégia para evitar a incontinência urinária.

Ouvidos: todos nós começamos a perder a audição quando chegamos aos 40 anos. Um entre cinco adultos e mais da metade de toda a população na faixa dos 80 anos sofrem de perda auditiva. A perda auditiva relacionada à idade é chamada de presbiacusia, e a maioria das pessoas com esse problema experimenta, primeiramente, um declínio na capacidade de ouvir altas frequências dos sons.

MENOPAUSA: este é o período em que a mulher deixa de produzir hormônios e pode ter sintomas muito fortes, o que interfere no dia a dia e na qualidade de vida. A interrupção na produção de estrogênio, hormônio responsável pelo controle da ovulação, é a principal responsável pelos sintomas da menopausa. Evidências científicas e em prática clínica observam que o uso de óleos essenciais puros, como o óleo de Clary Sage, Gerânio e um *blend* conhecido como Whisper, auxilia nos sinais clínicos ocorridos nessa fase.

DISFUNÇÃO ERÉTIL: no mesmo período, os homens enfrentam a chamada andropausa, e uma de suas principais características é o surgimento da disfunção erétil, relacionada a má circulação sanguínea, microcirculação peniana, problemas neurais, obesidade ou problemas estruturais do pênis. São problemas que se devem às alterações hormonais ocorridas pela idade e à redução de óxido nítrico (importante molécula gasosa sinalizadora) no organismo. Vale ressaltar que, a partir dos 30 anos, temos a redução de 20% de óxido nítrico; aos 40 anos, 50% do que produzíamos quando tínhamos 20 anos de idade; e, aos 60 anos, a redução é 80% de quando jovem. Artigos científicos recomendam que, para a melhoria dos sintomas, uma dieta rica em alimentos contendo nitrato (rabanete, rúcula, beterraba e aipo) e uma boa suplementação com aminoácidos como L-arginina e L-citrulina podem contribuir para a produção de mais óxido nítrico em nosso corpo.

OSTEOPOROSE: afeta principalmente as mulheres a partir dos 40 anos e se intensifica com a menopausa. O motivo é o desequilíbrio entre células de absorção e de regeneração (osteoclastos e ostcoblastos) dos ossos. Alterações metabólicas ocorridas na absorção de cálcio, fósforo, vitamina D, vitamina K e funções hormonais também favorecem a redução da densidade óssea.

SARCOPENIA: apesar de ser conhecida por todos, é um problema que começa, em média, por volta dos 35 anos. É definida como uma combinação de baixa massa muscular com baixa função muscular. O termo foi usado pela primeira vez para designar a perda de massa muscular e desempenho associado ao envelhecimento. Agora, as causas reconhecidas de sarcopenia incluem doenças crônicas, estilo de vida fisicamente inativo, perda de mobilidade, desnutrição, estresse oxidativo, disfunção mitocondrial, resistência à insulina, quedas hormonais.

CÂNCER: após os 40 anos, os riscos de câncer também aumentam para homens e mulheres. No caso das mulheres, os mais comuns são os cânceres de mama e de útero. Nos homens, o câncer de próstata é o segundo tipo que mais mata, segundo o Instituto Nacional de Câncer (INCA). Homens e mulheres estão mais sujeitos também aos cânceres de pulmão, intestino e pele.

Listei essas doenças, que começam a se tornar comuns quando se chega aos 40 anos, apenas para você ver que os problemas que comumente afetam os idosos não chegam de repente e do nada, a partir dos 60, 65 anos, como pensamos quando somos jovens.

Tudo isso começa cedo, muito cedo. Alguns desses problemas passam vinte anos se desenvolvendo dentro da gente, sem que percebamos, e afloram com a idade. Daí a importância de, desde cedo, nos preocuparmos com nossa alimentação, com o nosso modo de vida, evitando o estresse e mantendo um ritmo de atividade física compatível com a nossa idade, mas constante.

Segundo a OMS, 23% da população adulta no mundo não pratica atividade física. Entre os jovens, esse índice é de 81%. Entre os adolescentes (11-17 anos), quatro em cada cinco são sedentários. Os dados sobre inatividade física apresentados pela OMS visam alertar para um problema que leva a uma série de doenças associadas ao sedentarismo. "Pessoas que não praticam atividade física têm mais chances de desenvolver condições como infarto, AVC (acidente vascular cerebral), câncer de mama e câncer colorretal, por exemplo. A atividade física também ajuda no controle do peso e na saúde mental e previne condições como a pressão alta", diz a entidade, que engloba 194 países.

4

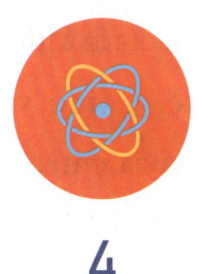

CUIDAR DA MENTE E DO TODO

> "A realidade é criada pela mente.
> A consciência é a estruturadora da realidade.
> Nossa consciência cria nossa realidade."
>
> **Frederick Travis**

A pergunta de um milhão de dólares é: "Quando ficamos velhos?"

A questão, como você já deve ter percebido até aqui, é saber quando e quanto você está envelhecendo em cada fase de sua vida, independentemente da idade cronológica. E essa é uma questão muito complexa porque, para nós, a velhice é uma fase da vida muito nova que, na verdade, ainda não conhecemos bem.

A evolução da expectativa de vida é uma conquista moderna muito recente. Como vimos, no início da era cristã, um ser humano vivia entre 25 e 28 anos. Centenas de anos depois, até o século XX, essa expectativa de vida aumentou 20 anos, chegando aos 65.

Em nosso país, ao longo do tempo, a esperança de vida atual chegou aos 77 anos. E continua aumentando. Dentro de poucas décadas, ultrapassaremos os 100 anos.

Essa evolução muito rápida deixa não apenas as pessoas, mas também governos e instituições, sem saber como lidar com esse fenômeno. Porque isso é um processo complexo que envolve questões econômicas e sociais, mas também de natureza biológica, psíquica e até existencial.

Por exemplo, o Boletim Epidemiológico de Tentativas e Óbitos por Suicídio, do Ministério da Saúde, fez um alerta, em 2017, para um aumento considerável no número de suicídios entre idosos com mais de 70 anos. Naquele ano foram registradas, em média, 8,9 mortes por cada grupo de 100 mil pessoas, quando a média nacional vinha sendo de 5,5 por 100 mil pessoas.

> E isso nos leva à questão inicial: quando ficamos velhos?
>
> Quando chegamos aos 60 anos?
>
> Quando nosso rosto começa a apresentar rugas?
>
> Quando as comorbidades consideradas comuns da idade surgem?
>
> Ou quando deixamos de ser úteis para a sociedade?

No mundo em que vivemos, a resposta para todas essas questões é "sim". Somos considerados "idosos" quando chegamos aos 60 anos, nosso rosto apresenta rugas, as chamadas "doenças da velhice" prosperam e, por consequência, deixamos de ter utilidade social.

No passado, "ser velho" era sinônimo de sabedoria, de acúmulo de experiência e aprendizado de vida. Quanto mais idade tinham, mais as pessoas eram reverenciadas e respeitadas, reconhecidas como capazes e responsáveis por deter o conhecimento a ser transmitido para as próximas gerações. E isso sempre foi assim, em todas as culturas. No chinês antigo, uma mesma palavra era utilizada para designar o sábio e o velho.

Com o advento da Revolução Industrial, houve uma inversão de valores: as pessoas passaram a ser classificadas por sua capacidade de produção em vez de por sua sabedoria. O idoso passou a ser excluído e marginalizado. E esse conjunto de fatores é que leva muitos a perderem o sentido da vida.

Por isso defendo que, além dos cuidados com o corpo, como vimos no capítulo anterior, também cuidemos da mente, do modo como encaramos o passar dos anos e as mudanças que ocorrem naturalmente.

> "Você foi criado para funcionar em equilíbrio com a mente, o espírito e o corpo, afinal tudo está inseparavelmente conectado."

Cada pensamento nosso possui uma frequência, o que gera uma emoção que atua diretamente no nosso cérebro de formas diferentes. São estímulos que ocorrem para aumentar ou diminuir a produção de neurotransmissores e hormônios e, assim, exercer efeito direto em cada uma de nossas células.

Repito: tenha você a idade que tiver, comece a se preparar para a velhice, porque ela não começa nem termina aos 60. Os efeitos orgânicos e hormonais que têm início aos 30 vão te acompanhar por mais 30, 40 anos ou mais. E, com eles, você vai enfrentar uma série de outros problemas sociais, psicológicos e até econômicos.

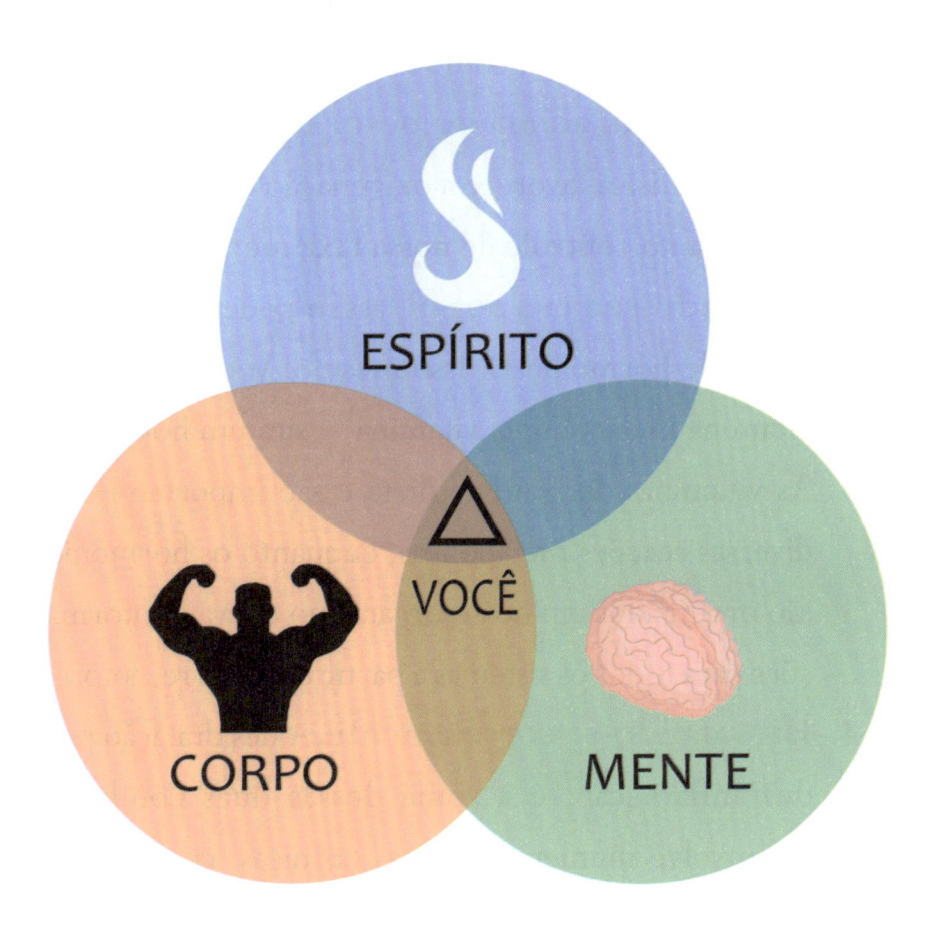

A comunicação acontece em nível celular

Como se preparar para o envelhecimento?

1. **Comendo menos,** nutrindo o corpo com comida "de verdade", rica em antioxidantes e nutrientes. Buscando uma alimentação livre de gorduras trans, menos sal e sem açúcar. Aliás, o açúcar branco é um veneno. Estudos mostram que ele é mais viciante do que drogas pesadas, como a cocaína.

2. **Não ficando acima do peso.** A prática regular de atividade física favorece a oxigenação do nosso corpo e auxilia no controle de nossa taxa metabólica basal.

3. **Expondo-se mais ao sol**, assim podemos ter bons níveis de hormônio D. Isso mesmo! Você sabia que a vitamina D não é uma vitamina, e sim um hormônio? As vitaminas derivam da dieta e são importantes em diversas reações metabólicas, enquanto os hormônios são produzidos em nosso organismo e levam informações para todos os sistemas a partir dos seus receptores.

4. **Hidratando-se corretamente.** A desidratação produz inflamação, e a soma dessas duas condições desenvolve inúmeras doenças crônicas, como hipertensão, alergias, doenças autoimunes, câncer, entre outras. Lembre-se de sempre preferir o consumo de água com pH ligeiramente alcalino, entre 7 e 8,5.

5. **Cuidando do seu intestino**, afinal, é lá que tudo começa...
6. **Favorecendo uma boa noite de sono e descanso.** O sono nos nutre e nos auxilia no controle emocional, além do controle das vias bioquímicas em nosso corpo.
7. **Controlando o estresse oxidativo.** Já, já falaremos sobre ele, mas favoreça o famoso equilíbrio sempre. Menos radicais livres e mais antioxidantes.
8. **Desintoxifique-se!** Vivemos em um mundo rico em contaminação e a todo momento estamos nos intoxicando com metais pesados, bisfenol A, ftalatos e agrotóxicos. Vale salientar que o Brasil sozinho consome 20% de todo o agrotóxico produzido no mundo, conforme os dados da Organização das Nações Unidas para Alimentação e Agricultura (FAO), e isso pode favorecer uma série de doenças, como Alzheimer, Parkinson, disfunções hormonais e até o temido câncer.
9. **Modulando as emoções.** Conforme o princípio da Medicina Tradicional Chinesa, sentimentos como medo, tristeza, euforia, raiva e angústia afetam nossos órgãos, afinal, antes da doença vem a dor; antes da dor vem o desconforto; e antes do desconforto vem o sentimento.
10. **Nutrindo fé e esperança.** Evidências científicas e associações médicas, como a Sociedade Brasileira

de Cardiologia, a primeira a publicar a Diretriz Médica no Brasil, em 2019, comprovam que a espiritualidade é aquilo que dá sentido à vida. Esse é um conceito mais amplo do que o de religião e favorece uma perspectiva de vida longa.

"Envelhecer não é algo natural, é uma doença", nos lembra a dermatologista norte-americana Zoe Diana Draelos, vice-presidente da Academia Americana de Dermatologia. Para ela, "não é possível ter pele ótima e órgãos internos horríveis, nem ter pele horrível e órgãos internos ótimos. O corpo todo envelhece junto". E eu reforço que é preciso também cuidar da mente.

É óbvio que a saúde desempenha um papel fundamental no processo de envelhecimento. Pela maneira como você vive e dependendo do que come e dos exercícios físicos que pratica (ou não), é possível prever a qualidade de vida que terá mais tarde. O mais importante é que você não perca de vista que esse é um processo que começa ao nascer e só se intensifica ao longo do tempo. E que nunca é tarde para começar a se preparar para essa fase da vida.

Cada um de nós tem uma maneira particular de lidar com esse processo. Alguns podem vê-lo como um aumento da experiência, outros, como a proximidade do fim da vida; outros percebem como uma oportunidade para aproveitar tudo o que uma rotina de trabalho ou os cuidados com os filhos não permitiram, enquanto outros podem se sentir frustrados ou sem o que fazer diante da aposentadoria, por exemplo.

Respondendo à questão inicial: ficamos velhos quando desistimos de viver. Ficamos velhos aos 20, 25, 30 anos e seguimos a cada dia mais velhos e acabados quando comemos comidas gordurosas e de forma desregrada, quando ficamos sedentários, quando a vida passa a ser vivida sem consequências.

Esquecemos que nosso corpo se assemelha a uma máquina, que precisa de movimento, combustível de qualidade e manutenção regular.

Não importa o tempo cronológico, mas sim o tempo que está em sua cabeça e a forma como você trata seu corpo.

Jamais desista de viver!

"Cuidado com seus pensamentos,
eles se transformam em palavras;
cuidado com suas palavras,
elas se transformam em hábitos;
cuidado com seus hábitos,
eles moldam o seu caráter;
cuidado com seu caráter,
ele controla o seu destino."

Autor desconhecido

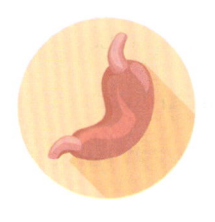

5

SOMOS O QUE DIGERIMOS

> "Que seu remédio seja seu alimento,
> e que seu alimento seja seu remédio."
>
> **Hipócrates**

Se você quer envelhecer bem, uma das preocupações que deve ter é com o adequado consumo médio diário de nutrientes. Como sabemos, somente a alimentação não consegue prover a quantidade ideal de todas as vitaminas e sais minerais. Vários fatores, hoje, podem dificultar a absorção desses nutrientes.

A agricultura intensa não permite que o solo se torne fértil, e o alimento plantado torna-se carente de nutrientes essenciais. O preparo, o cozimento dos alimentos e o armazenamento reduzem ainda mais as quantidades desses nutrientes. Com o avanço da idade, as dificuldades de mastigação, digestão e absorção dos nutrientes pelo trato intestinal também podem favorecer a desnutrição.

Entenda que existe uma diferença entre o alimento e o nutriente. Os alimentos englobam produtos consumidos com a finalidade de obter energia para as funções vitais, como o crescimento, o desenvolvimento e a reprodução. Já os nutrientes são moléculas que integram o alimento e são essenciais para que as funções vitais sejam realizadas de forma adequada.

Cada alimento fornece macronutrientes (carboidratos, proteínas e gorduras, ou lipídios) e micronutrientes (vitaminas e minerais), que devem ser ingeridos diariamente nas quantidades recomendadas e necessárias durante cada ciclo de vida: infância, adolescência, idade adulta, gravidez, envelhecimento. Tanto a falta como o excesso trazem as mais variadas repercussões para o corpo. E, como cada pessoa é única, as necessidades vitamínicas devem ser calculadas individualmente.

O alimento tem um (às vezes mais) tipos de vitaminas e minerais, e cada uma tem funções importantíssimas na manutenção da saúde, prevenindo inúmeras doenças, regulando o funcionamento das células e assim por diante. A maçã, por exemplo, possui macronutrientes como carboidratos e proteínas; já seus micronutrientes são vitamina C, ácido fólico, niacina, fósforo, cálcio, potássio, entre outros (Tabela 1). Todos esses nutrientes são utilizados pelas células e metabolizados pelo corpo para obter todas as propriedades necessárias.

Tabela 1. Macro e micronutrientes da maçã.

Maçã	
Valor nutricional por 100 g (3,53 oz)	
Energia	218 kJ (50 kcal)
Carboidratos	
Carboidratos totais	13,81 g
Açúcares	10,39 g
Fibra dietética	2,4 g
Gorduras	
Gorduras totais	0,17 g
Proteínas	
Proteínas totais	0,26 g
Água	85,56 g
Vitaminas	
Vitamina A equiv.	3 mcg (0%)
Tiamina (vitamina B1)	0,017 mg (1%)
Riboflavina (vitamina B2)	0,026 mg (2%)
Niacina (vitamina B3)	0,091 mg (1%)
Ácido pantotênico (B5)	0,061 mg (1%)
Vitamina B6	0,041 mg (3%)
Ácido fólico (vitamina B9)	3 mcg (1%)
Vitamina C	4,6 mg (6%)
Minerais	
Cálcio	6 mg (1%)
Ferro	0,12 mg (1%)
Magnésio	5 mg (1%)
Fósforo	11 mg (2%)
Potássio	107 mg (2%)
Zinco	0,04 mg (0%)
Os percentuais são relativos ao nível de gestão diária recomendada para adultos.	
Fonte: USDA Nutrient Database.	

Para uma boa saúde, devemos absorver com frequência fontes de micronutrientes que nosso corpo não consegue produzir sozinho, por isso a necessidade de suplementar treze vitaminas essenciais, dezessete minerais essenciais e dois ácidos graxos essenciais. Cada uma delas desempenha uma função específica, logo o excesso de uma vitamina não pode ser usado para compensar a falta de outra. Não podem faltar nem sobrar. A falta é chamada de hipovitaminose ou avitaminose. E, dependendo da fase da vida, pode ter consequências graves. Por exemplo, em crianças, a hipovitaminose A (falta de vitamina A) desencadeia retardo no crescimento, aumento nas chances de infecções e até mesmo cegueira.

O excesso é chamado de hipervitaminose e também pode provocar problemas graves. No caso da vitamina A, o excesso provoca inchaço e rompimento da membrana das células, o que pode ser altamente tóxico para o corpo. Alguns sintomas da hipervitaminose A incluem visão turva, confusão mental, sonolência, aumento da pressão intracraniana, dor de cabeça, palidez, maior sensibilidade à luz solar, entre outros. A intoxicação pode ser aguda, quando o tempo da superingestão se deu em algumas horas ou poucos dias, ou crônica, quando a superingestão se dá durante meses ou anos e é considerada mais grave que a forma aguda.

O pior é que não dá para saber qual quantidade deve ser ingerida. Como dito anteriormente, essa é uma conta que, além de ser individual, varia conforme a idade, o sexo, o estado de saúde etc. Por exemplo, as doses devem ser aumentadas em gestantes e lactantes, em indivíduos em crescimento ou com saúde debilitada, mesmo trabalhadores em funções que exijam muito esforço físico.

A essa altura, você pode estar pensando que basta, então, saber de quais vitaminas seu corpo precisa, ir a uma farmácia e comprá-las; mas é um engano pensar que os alimentos podem ser trocados pelo suplemento vitamínico: sem a ingestão da comida, o organismo simplesmente não consegue absorvê-las.

Os suplementos artificiais, por serem produzidos por meio de reações químicas industriais, não têm as mesmas propriedades das vitaminas naturais. Para você entender, pense que as reações bioquímicas do nosso corpo ocorrem de forma semelhante a um quebra-cabeça. Uma molécula deve ser reconhecida por outra para ter seus efeitos: o encaixe perfeito garante a sua eficácia máxima.

Nosso corpo reconhece melhor moléculas de origem vegetal e animal, pois elas se assemelham ao nosso alimento. Os processos químicos industrializados ainda não são capazes de reproduzir essas moléculas perfeitamente, então as vitaminas sintéticas acabam não sendo absorvidas totalmente pelo organismo.

Então, você pode até utilizar as vitaminas sintéticas, mas apenas como complemento, e não como substituição aos alimentos naturais. Quando há uma deficiência importante, a composição das naturais com as sintéticas se mostra bastante eficiente.

As vitaminas: onde encontrá-las?

Ao todo, são treze as vitaminas essenciais para nosso organismo, divididas em dois grupos.

As lipossolúveis são dissolvidas em gorduras, como as vitaminas A, D e K, armazenadas no fígado, e a vitamina E, que é distribuída para todo o corpo. Estas são difíceis de ser excretadas pelo organismo e tendem a se acumular, provocando intoxicação se ingeridas em excesso. Portanto, cuidado.

As hidrossolúveis, ou dissolvidas pela água, como as vitaminas C e as do complexo B (1, 2, 3, 5, 6, 8 e 9), permanecem no corpo por um pequeno período antes de serem excretadas pelos rins; por essa razão, devem ser ingeridas diariamente. A B12 também é hidrossolúvel, mas permanece armazenada no fígado.

Lipossolúveis

1. Vitamina A

Importante oxidante, protege as células contra radicais livres. Possui um papel importante para o sistema imunológico e pode ajudar na resistência a infecções. Promove a cura e a integridade dos tecidos epiteliais como pele, trato gastrintestinal e respiratório. É importante também para o funcionamento adequado dos olhos. Principais fontes: frutas e vegetais de cor forte, como manga, cenoura, abóbora, brócolis, espinafre, fígado e gema de ovos.

As ingestão diária recomendada (IDR) de vitamina A é de 2.600 UI para as mulheres e de 3.300 UI para os homens. Para a maior parte da população, o valor nutricional ideal para suplementação é de 5.000 a 10.000 UI de vitamina A ou betacaroteno.

2. Vitamina D

É sintetizada com a ajuda dos raios solares e é imprescindível para a manutenção do sistema imunológico, melhorando a imunidade inata. Ajuda na absorção do cálcio, favorecendo a saúde óssea. Um estudo de revisão publicado em 2018 pela Sociedade Francesa de Reumatologia sobre sarcopenia evidenciou a sua importância como estratégia para a melhoria da força muscular e da composição morfológica das fibras musculares. É uma importante aliada no tratamento de doenças autoimunes e desmielinizantes, e auxilia na prevenção do câncer de mama e próstata, conforme artigo publicado por Heaney já em 2003.

A correção da deficiência de vitamina D otimiza o desenvolvimento cerebral do feto, indicando maior volume cerebral, reduzindo ao longo do desenvolvimento a ocorrência de autismo, distúrbios bipolares, esquizofrenia e transtorno de déficit de atenção/hiperatividade (TDAH). As principais fontes são os peixes, como sardinha, atum e salmão.

A IDR está entre 600 a 800 UI. Com base nas melhores referências disponíveis, a utilização de vitamina D entre 2.000 e 4.000UI/dia por via oral pode ser indicada em grupos de risco ou de baixa exposição solar.

Entretanto, na presença de déficit de 25-hidroxivitamina D (25[OH]D), o colecalciferol deve ser prontamente fornecido, de acordo com os resultados dos níveis séricos. A reposição recomendada pelo Dr. Cicero Coimbra, professor livre-docente do Departamento de Neurologia e Neurocirurgia da Universidade Federal de São Paulo (Unifesp) e diretor do Laboratório de Neuropatologia e Neuroproteção, é a dose diária oral de no mínimo

10.000 UI (conforme o peso corporal mais próximo de 50 kg ou de 100 kg, respectivamente) para manutenção, lembrando-se sempre de avaliar os níveis de cálcio urinário, fósforo e paratormônio.

3. Vitamina K

Componente na formação de treze proteínas essenciais para a coagulação do sangue e produtor de protrombina. Sua carência favorece o sangramento e depósito de sais de cálcio na parede das artérias. Já o seu excesso leva a lesões no fígado, icterícia e anemia. Age sobre o constituinte dos ossos e previne a osteoporose. Principais fontes: alimentos verdes, como vegetais de folhas e legumes (couve, couve-de-bruxelas, brócolis, salsa, gema de ovos e morango). Uma pesquisa espanhola de 2012, realizada por cientistas da Universidade Rovira i Virgili, concluiu que o consumo de alimentos ricos em vitamina K constituindo a ingestão diária de 100 mcg diminuíam em 17% as chances de desenvolver o diabetes. As IDR é de 90 UI para as mulheres e de 120 UI para os homens.

4. Vitamina E (tocoferol)

Protege o corpo contra diversas toxinas e carcinógenos que causam danos e favorecem radicais livres, como os metais pesados (mercúrio, chumbo etc.). Auxilia na proteção contra câncer de esôfago, cólon, pulmão e mama. A vitamina E aumenta o HDL, conhecido como "colesterol bom", enquanto auxilia na redução do colesterol total e na proteção cardiológica, podendo tratar quadros de angina e aterosclerose (endurecimento das artérias). Forte antioxidante contra radicais livres, previne o câncer e doenças cardiovasculares, protege o sistema reprodutor, previne a catarata, reforça o sistema imunológico e melhora a ação da insulina. Principais fontes: óleos (girassol, amendoim), sementes de girassol, amêndoas, amendoim, vegetais de folhas verde-escuras. A IDR é de 400 a 1.200 UI de tocoferóis mistos, entre eles vitamina E, alfa, beta e gama-tocoferol.

Hidrossolúveis

1. Vitamina B1 (tiamina)

Mantém o sistema nervoso e o circulatório saudáveis; auxilia na formação das células sanguíneas e no metabolismo de carboidratos; previne o envelhecimento; melhora a função cerebral; combate a depressão e a fadiga; converte o açúcar no sangue em energia. Principais fontes: vegetais de folhas (alface romana, espinafre), berinjela, cogumelos, grãos de cereais integrais, feijão, nozes, atum, carne bovina e de aves.

2. Vitamina B2 (riboflavina)

Ligada à formação de células vermelhas do sangue e anticorpos, está envolvida na respiração e nos processos celulares, previne a catarata e ajuda na reparação e manutenção da pele e na produção do hormônio adrenalina. Principais fontes: vegetais, grãos integrais e carnes.

3. Vitamina B3 (nicotinamida)

Aumenta a circulação, reduz triglicérides e colesterol, ajuda no funcionamento adequado do sistema nervoso e imunológico, regula o açúcar no sangue e protege o corpo contra poluentes e toxinas. Principais fontes: levedura, carnes magras de bovinos e de aves, fígado, gema de ovos, cereais integrais, vegetais de folhas (brócolis, espinafre), aspargos, cenoura, batata-doce, frutas secas, tomate, abacate.

4. Vitamina B5 (ácido pantotênico)

Ajuda na formação de células vermelhas do sangue e na desintoxicação química, previne degeneração de cartilagens, ajuda na construção de anticorpos, reduz colesterol e triglicérides, ajuda nas disfunções hormonais. Principais fontes: carnes, ovos, leite, grãos integrais e inteiros, amendoim, levedura, vegetais (brócolis), algumas frutas (abacate), ovário de peixes de água fria, geleia real.

5. Vitamina B6 (piridoxina)

Reduz o risco de doenças cardíacas, ajuda na manutenção do sistema nervoso central e no sistema imunológico, reduz espasmos musculares, alivia enxaquecas e náuseas, reduz o colesterol, melhora a visão, previne aterosclerose e câncer. Principais fontes: cereais integrais, semente de girassol, grãos (soja, amendoim, feijão), aves, peixes, frutas (banana, tomate, abacate) e vegetais (espinafre).

6. Vitamina B7 (biotina)

Auxilia no crescimento celular, na produção de ácidos graxos e na redução de açúcar no sangue, combate infecções, promove a saúde das glândulas sudoríparas, do tecido nervoso, da medula óssea, das glândulas sexuais e células sanguíneas, previne a calvície, alivia dores musculares, baixa a intolerância à insulina em diabéticos. Embora a deficiência da biotina seja rara, alguns grupos de pessoas podem ser mais suscetíveis a ela, como os pacientes que sofrem da doença de Crohn. Principais fontes: carne de aves, fígado, rins, gema de ovo, couve-flor, ervilha.

7. Vitamina B8 (colina)

É um nutriente de vital importância para a manutenção e promoção da saúde física e do bem-estar. Cumpre diversas funções importantes para o funcionamento do organismo.

Especialmente, a colina possui funções vitais para o cérebro, movimentos musculares, respiração e ritmo dos batimentos cardíacos.

Trata-se de um dos principais agentes na produção do neurotransmissor acetilcolina, fundamental para o funcionamento de diversas áreas e sistemas do corpo. Ajuda na memorização e no tratamento do Alzheimer; controla o colesterol e as gorduras no corpo; ajuda a eliminar substâncias tóxicas (venenos e drogas) e a reconstruir um fígado danificado pelo álcool. Principais fontes: ovo, farelo de aveia ou trigo, carnes vermelhas, peixes, soja, couve-flor e couve-de-bruxelas, cereais integrais, entre outros.

8. Vitamina B9 (ácido fólico)

Manutenção dos sistemas imunológico, circulatório e nervoso; antitóxico; combate ao primeiro infarto, câncer de mama e de cólon, parasitas intestinais e envenenamento alimentar; diminuição do risco de aterosclerose; melhora da saúde dos cabelos e da pele; reforço do sistema imunológico e do sistema nervoso central. Principais fontes: fígado, rins, vegetais de folhas verdes, couve-flor.

9. Vitamina B12 (cobalamina)

É produzida exclusivamente por bactérias e arqueias por meio de vias aeróbias ou anaeróbias. As bactérias que sintetizam a B12 estão localizadas principalmente em organismos predadores. Um estudo recente descobriu que a cofermentação do gérmen de trigo com duas espécies bacterianas diferentes permitiu a fortificação com B12, criando um mecanismo para a produção de produtos de origem vegetal fortificados com B12.

Auxilia na síntese de células vermelhas do sangue, na manutenção do sistema nervoso e no crescimento e desenvolvimento do corpo. A falta dessa vitamina pode estar por trás de baixo rendimento, problemas de memória e dificuldade de concentração cognitiva de meninos e meninas. Em idosos saudáveis e pacientes com Alzheimer, baixos níveis de B12 também foram correlacionados com a diminuição da função cognitiva. A falta provoca, ainda, fadiga, sensação de cansaço constante, dificuldade para respirar, anemia perniciosa, quadros depressivos, falhas no sistema digestivo e ossos fracos. Um artigo publicado em setembro de 2020 no Nutrients Journal evidencia que a deficiência de B12 no organismo pode desenvolver câncer colorretal. Principais fontes: fígado, rins, carnes, peixes, ovos, leite, queijo.

10. Vitamina C (ácido ascórbico)

Possuiu função antioxidante e tem a capacidade de neutralizar radicais livres. Indispensável para a síntese do colágeno, ajuda na manutenção das funções glandulares e do crescimento, manutenção dos tecidos, previne o câncer do trato gastrintestinal, de cólon, mama e pulmão, aumenta a imunidade e protege contra infecções. Tabagistas e usuários de ácido acetilsalicílico possuem sempre níveis reduzidos de vitamina C.

Também previne contra escorbuto, descrito primeiramente em marinheiros durante as Grandes Navegações. Principais fontes: frutas cítricas frescas (laranja, limão, tomate, abacaxi, mamão papaia) e vegetais frescos (repolho, couve-flor, espinafre, pimentão verde). Para indivíduos sob risco de infecções virais respiratórias, a utilização de doses elevadas (até 2 g/dia) por via oral pode ser indicada.

A deficiência de vitamina C em indivíduos vivendo em comunidade é rara, uma vez que é abundante na natureza. As necessidades diárias recomendadas são variáveis entre os países, indo de 45 mg a 110 mg/dia. No Brasil, adota-se a RDA de 75 mg/dia para mulheres e 90 mg/dia para homens.

Os minerais: onde encontrá-los?

São semelhantes às vitaminas, mas não são produzidos pelos seres vivos, apesar de serem muito importantes para o bom funcionamento do organismo. A falta de minerais pode trazer diversos problemas à saúde e até mesmo levar à morte. Fundamentais na estrutura dos ossos, dentes, músculos e sangue, são divididos em macrominerais: cálcio, fósforo, magnésio, sódio, cloreto e potássio; e oligoelementos: cromo, cobre, fluoreto, iodo, ferro, magnésio, manganês, molibdênio, selênio e zinco. O corpo não necessita da maioria dos outros minerais encontrados na natureza, como alumínio, chumbo, mercúrio e cádmio. Esses metais são considerados toxinas para nosso corpo.

Alguns macrominerais

1. Cálcio

O cálcio é um elemento fundamental ao organismo, e sua importância está relacionada às funções que ele desempenha na mineralização e, principalmente, na saúde óssea, desde a formação, a manutenção da estrutura e a rigidez do esqueleto. Auxilia na coagulação sanguínea e na contração muscular. Principais fontes: brócolis, sardinha, espinafre, grão-de-bico e chia. A necessidade diária desse mineral varia conforme a idade, chegando a 1.200 mg por dia após os 50 anos.

2. Fósforo

O fosforo inorgânico desempenha função crítica em muitos tecidos do corpo, como parte da hidroxiapatita no esqueleto e como substrato para a síntese de ATP (energia). A biodisponibilidade reduzida ou perdas excessivas na urina causam raquitismo e osteomalácia. Embora seja fundamental para a saúde em quantidades normais, o fósforo é abundante na dieta ocidental e frequentemente adicionado aos alimentos como conservante. Essa abundância pode reduzir a longevidade devido a alterações metabólicas e calcificações teciduais. Em um estudo publicado no Nutrients Journal em setembro de 2020, os autores afirmam que o alto teor de fósforo na dieta foi implicado em vários processos relacionados ao envelhecimento acelerado, por exemplo, aumento do risco de fratura, proliferação de câncer, disfunção muscular cardíaca e esquelética e calcificação vascular. Atualmente, estima-se que o fósforo na dieta excede a IDR em 1,5 a 2 vezes, o que é particularmente preocupante para indivíduos com doenças cardiovasculares.

Alguns oligoelementos

1. Magnésio

O magnésio é considerado um importante regulador da função das células cardíacas e um potente inibidor da contração do músculo liso vascular, podendo ter papel na regulação da pressão arterial como vasodilatador. Por isso, sua baixa ingestão é considerada fator de risco potencial para a hipertensão arterial sistólica. Em 2014, foi publicado no Nutrition Journal que a alta ingesta de magnésio está relacionada à baixa mortalidade. Com relação ao estado mineral, vários estudos mostraram diminuição no conteúdo de magnésio intracelular em pacientes com fibromialgia. As deficiências de magnésio foram amplamente associadas a inflamação de baixo grau, fraqueza muscular e parestesia, sintomas típicos desses pacientes. Um estudo recente mostrou que a baixa ingestão está correlacionada com a piora dos parâmetros de limiar de dor nos portadores de fibromialgia. Até o momento, apenas dois ensaios clínicos foram feitos em pacientes com fibromialgia: o primeiro, investigando o efeito do magnésio combinado com a suplementação de ácido málico, foi feito em 1995 por Russell et al., mostrando pouco ou nenhum efeito sobre a dor ou depressão em 24 mulheres com fibromialgia ao usar baixas doses de suplementação. Porém, com o aumento da dose e maior duração do tratamento, foi relatada uma melhora significativa na dor e sensibilidade. O segundo estudo testou o efeito do tratamento com citrato de magnésio em combinação com amitriptilina *versus* amitriptilina em 60 mulheres com fibromialgia, mostrando que a amitriptilina e a suplementação de magnésio foram mais eficazes em todos os resultados medidos que a amitriptilina sozinha.

2. Zinco

O zinco é um oligoelemento essencial, determinante para a manutenção da função imune inata e adaptativa. Embora o mecanismo seja incerto, tem sido relatada atividade antiviral do zinco pela inibição da replicação viral em cultura de células, inibindo a atividade da polimerase do RNA do coronavírus, e pela amplificação da ação antiviral de citocinas e interferona humana (IFN-alfa), como demonstrado em estudos publicados em 2020.

O zinco atua também como cofator em uma variedade de sistemas enzimáticos, sendo vital para a síntese proteica. Sua deficiência pode causar atrofia do tecido linfoide e reproduzir anormalidades, tanto na resposta imunitária celular como na humoral, além de aumentar as chances de infecção.

Sabe-se que os idosos frequentemente possuem quantidades inadequadas desse mineral, o que pode favorecer a diminuição da vida útil, e sua suplementação também pode interferir no *inflammaging* (termo em inglês composto de *inflammation* – inflamação – e *aging* – envelhecimento).

O conteúdo de zinco varia entre os alimentos. Mariscos, ostras, carnes vermelhas, fígado, miúdos e ovos são considerados as melhores fontes. Apesar da difícil interpretação do nível baixo em pacientes sob inflamação, uma recente revisão recomenda que, para suporte da função imune ideal, a ingestão de zinco segue a mesma da IDR e deve ser de 8 mg/dia para mulheres e de 11 mg/dia para homens. Na vigência de diarreia aguda, recomenda-se zinco entre 20 e 40 mg/dia por via oral.

3. Ferro

O ferro é um mineral extremamente importante para todos, sobretudo atletas, mas sua deficiência não é incomum, principalmente em atletas de resistência. O ferro desempenha várias funções no corpo, incluindo o transporte e a distribuição de oxigênio e a produção de energia ao nível da mitocôndria. Também é fundamental para a função cognitiva e imunológica. Isso porque o ferro é crítico para o desempenho, e sua deficiência pode trazer impactos potencialmente prejudiciais. Os sintomas indicativos de deficiência de ferro incluem cansaço, falta de energia, falta de ar, recuperação deficiente e redução do desempenho (especialmente quando a carga de treinamento é constante ou em uma fase de recuperação). Carne vermelha, beterraba, semente de abóbora e mariscos são fontes desse mineral.

E os ácidos graxos essenciais?

Existem dois tipos de ácidos graxos essenciais para o nosso corpo: o ácido linoleico e o ácido alfa-linoleico, conhecidos como ômega-6. Em condições adequadas, nosso corpo é capaz de sintetizar outros dois ácidos graxos do ômega-3, fundamentais para a saúde: DHA (ácido docosaexaenoico) e EPA (ácido eicosapentaenoico). O consumo destes sinaliza um mensageiro químico denominado eicosanoide, hormônio intracelular que possui efeito sobre as células, atuando como anti-inflamatórios. Ambas as famílias, ômega-6 e ômega-3, são essenciais ao nosso corpo, mas a dieta ocidental típica tornou-se altamente desequilibrada em relação às gorduras ômega-6, favorecendo-as como pró-inflamatórias. As dietas modernas enfatizam gorduras de ômega-6 na proporção de 25 para 1, por isso a necessidade de cuidados com a suplementação de ômega-3.

A suplementação com ácidos graxos poli-insaturados (PUFA) – em particular ômega-3 –, encontrados em peixes e nozes, melhora o anabolismo das proteínas musculares. Atua também na sinalização do mTOR e reduz a inflamação. Um artigo publicado em 2019 apresentou o papel do ômega-3 na prevenção e no tratamento da sarcopenia, além de demonstrar benefícios na saúde óssea, no desempenho cognitivo e na saúde ocular.

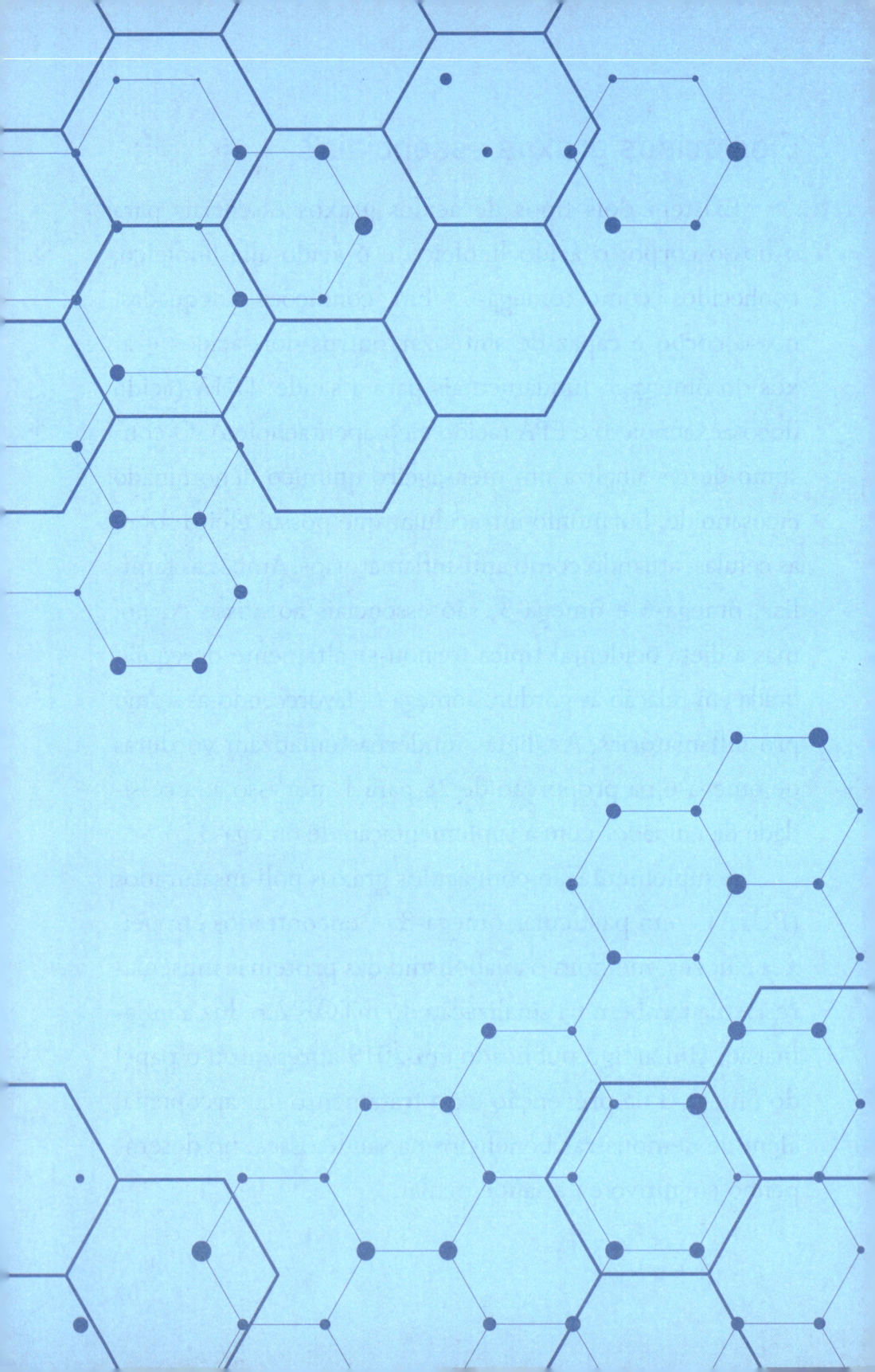

6

DO QUE MAIS SEU CORPO PRECISA

> "O médico do futuro não mais tratará o corpo com as drogas, mas vai curar e prevenir doenças com a nutrição."
>
> **Thomas Edison**

Não são só as vitaminas as fontes de energia de que seu corpo necessita. Uma alimentação saudável deve fornecer ao organismo, em quantidades necessárias, carboidratos, lipídios, proteínas, vitaminas, sais minerais e água.

Precisamos consumir vegetais, frutas, verduras e legumes da estação (temporada), porque são geralmente mais frescos, além de mais baratos; escolher alimentos variados para garantir uma dieta equilibrada em nutrientes, vitaminas, água e sais minerais; dar preferência a produtos naturais, ou seja, não industrializados – se possível, evitar o consumo de alimentos industrializados.

Além de fazer bem ao organismo, uma alimentação saudável age em nossa mente, deixando-nos com melhor humor, mais disposição e maior concentração, e ainda nos ajuda a reduzir ou manter o peso; aumentar a disposição; fortalecer os ossos; regular o organismo; e até prevenir doenças.

Da mesma forma, uma alimentação "ruim", desequilibrada e rica em produtos industrializados leva a ganho exagerado ou perda de peso, doenças crônicas e comorbidades, metabolismo lento, entre outros problemas.

Vamos, então, à outra lista das fontes de energia de que seu corpo necessita, além das vitaminas e dos sais minerais.

Os carboidratos

São a principal fonte de energia do organismo. Fornecem a energia necessária para o corpo manter as funções básicas, como respiração, raciocínio e todas as atividades físicas, incluindo a digestão dos próprios alimentos. Podem ser divididos em dois grupos: simples e complexos.

Os carboidratos simples possuem uma estrutura química simplificada, formada por no máximo um dissacarídeo.

Como possuem menos nutrientes, são digeridos e absorvidos rapidamente, fazendo com que se sinta fome logo após a refeição. Eles também produzem aumento nas taxas de glicose no sangue, visto que requerem muita insulina para serem metabolizados. Já os carboidratos complexos são formados por moléculas de monossacarídeos; devido à sua estrutura química, são digeridos lentamente pelo organismo, ocasionando aumento pequeno e gradual na glicemia. São bem mais nutritivos, por conterem maior quantidade de vitaminas, minerais e fibras, sendo, por isso, recomendados para consumo.

Os carboidratos complexos no sistema cardiovascular previnem aterosclerose, hipertensão, isquemia e hemorroidas. No sistema digestivo, previnem apendicite, síndrome do intestino irritado e constipação, e, no sistema imune, previnem o câncer de cólon, de endométrio, estômago e linfomas.

Para você ter ideia do poder dos carboidratos, 1 g de carboidratos fornece 4 kcal. Como as recomendações dos nutricionistas são de que de 50% a 65% da energia ingerida diariamente devam vir dos carboidratos, fica fácil calcular quanto se precisa ingerir diariamente para que não faltem, mas também não sobrem.

As fibras

Fazem parte do grupo dos carboidratos, mas têm outras funções. O organismo não consegue digeri-las ou absorvê-las, mas são componentes vegetais que fazem uma diferença e tanto em seu funcionamento. Como não possuímos enzimas para digeri-las, passam direto pelo trato intestinal e auxiliam no trânsito do bolo alimentar, impedindo aquela chata sensação de intestino preso. Além disso, favorecem as bactérias boas do intestino, promovendo o aumento da imunidade.

Em sua edição de novembro de 2016, o jornal acadêmico Cell Metabolism relatou a descoberta de um efeito protetor nas fibras contra a capacidade de micro-organismos patogênicos penetrarem e infectarem as paredes do cólon. Pesquisadores examinaram o efeito da fibra alimentar em camundongos que receberam bactérias gastrintestinais humanas e tinham dietas com quantidades variáveis de fibra. Os que não receberam fibras ou receberam baixa quantidade delas possuíam bactérias que fabricaram enzimas capazes de penetrar a barreira intestinal. Segundo os pesquisadores, a ingestão de fibras é parte fundamental da proteção intestinal e evita a síndrome de hiperpermeabilidade intestinal.

As fibras se dividem em solúveis e insolúveis. As insolúveis são as melhores para dar "ritmo" ao intestino, pois estimulam o funcionamento do órgão, aumentam o bolo fecal e ajudam na fluidez das fezes. Algumas das melhores fontes de fibras insolúveis são os cereais integrais e o farelo de trigo.

Já as fibras solúveis são as que garantem maior controle dos níveis de colesterol no sangue, retardam a absorção de glicose e previnem o câncer de intestino. Além disso, têm grande poder para causar saciedade – ou seja, ótimas aliadas de quem deseja emagrecer. Na natureza, uma fruta que possui ótimos níveis de fibras solúveis são as maçãs, bem como frutas cítricas, como a laranja; já entre os legumes estão cenoura, chicória, beterraba, e, entre os grãos, a aveia.

As proteínas

Esse é um nutriente indispensável, pois funciona como matéria-prima para o nosso organismo, atuando na construção de massa magra e na manutenção das nossas funções fisiológicas e metabólicas. São fundamentais para: construção de tecidos; atuação no transporte de substâncias; composição de anticorpos e participação na defesa do organismo; catalização de reações químicas; composição de fluidos produzidos pelo corpo; promoção de elasticidade dos tecidos; regulação e composição de hormônios.

A proteína é composta por aminoácidos unidos por ligações conhecidas por peptídicas. Ao total, existem vinte aminoácidos que se combinam de maneiras diferentes, determinando suas funcionalidades, e são encontrados em todas as estruturas do nosso corpo. Tudo o que fazemos, como respirar, digerir, caminhar e pensar, é realizado por estruturas constituídas a partir deles.

Há vinte tipos de aminoácidos, e nosso corpo precisa de todos para fabricar as proteínas; porém, só temos a capacidade de sintetizar doze deles – os vegetais, por exemplo, são capazes de sintetizar todos os vinte tipos, por isso são tão importantes em nossa dieta. Esses oito que faltam são chamados de essenciais.

Para facilitar seu entendimento, imagine que os aminoácidos são materiais necessários para a construção de uma parede. Você tem parte do material necessário para a obra e terá de sair para comprar o que falta, senão a parede não ficará em pé. Os aminoácidos essenciais são aqueles materiais que você precisa comprar. Os não essenciais são aqueles que você tem para começar a obra.

Os aminoácidos essenciais

Existem benefícios para cada aminoácido, e a suplementação deles possui valor terapêutico.

A lisina é usada no tratamento de osteoporose e sarcopenia e combate infecções causadas pelo vírus da herpes.

O triptofano, sedativo natural, regula a mobilidade intestinal. A treonina, de efeito naturalmente calmante, estimula o sistema imune e inibe espasmos dos músculos da perna e a espasticidade em pacientes com esclerose.

A fenilalanina, um antidepressivo natural, responsável pela síntese das catecolaminas (dopamina, epinefrina, norepinefrina), auxilia no estímulo do alívio da dor e na diminuição do apetite. A isoleucina, valina e lisina são aminoácidos de cadeia ramificada que aumentam a síntese proteica no fígado e auxiliam na função hepática. E a histidina estimula o crescimento celular e a respiração tissular, além de ajudar a combater doenças circulatórias por ter função vasodilatadora. Em gestantes, alivia a acidez estomacal e as náuseas.

Os aminoácidos não essenciais

São, no total, dez aminoácidos que nosso corpo consegue produzir. Entre eles, temos a tirosina, produzida a partir da fenilalanina e considerada um antidepressivo natural, por induzir a síntese de catecolaminas e a regulação do humor e da memória. É precursora do hormônio tiroidiano e da melanina.

A arginina é responsável por controlar o processo vital do óxido nítrico. Sua suplementação diária reduz a aterosclerose e melhora a saúde dos vasos sanguíneos.

A cisteína é responsável por auxiliar no sistema antioxidante do corpo. A glutamina é importante para o sistema imunológico e auxilia na boa saúde intestinal, com uma ação reparadora na mucosa. Além disso, contribui para a recuperação muscular e melhora a resistência dos músculos.

Outra coisa importante para você saber é que há dois tipos de proteínas: animal e vegetal. A proteína animal você encontra nas carnes (de frango, de boi, de porco, além de leite e queijo, peixes em geral, ovos etc.). São alimentos importantes, especialmente para quem pratica musculação e precisa adquirir massa magra. Além disso, o consumo de proteínas após a atividade física é importante para evitar lesões e ajudar na recuperação e no crescimento muscular.

Os alimentos ricos em proteína vegetal são importantes principalmente em dietas vegetarianas, fornecendo quantidades adequadas de aminoácidos para manter a formação de músculos, células e hormônios no corpo. Encontra-se proteína vegetal em: soja, feijão, arroz, ervilha, grão-de-bico, amendoim, nozes, castanha-do-pará etc. A combinação desses alimentos e a variedade da dieta são importantes para manter o bom funcionamento do organismo.

As recomendações sobre o consumo de proteínas variam de 42% a 59% para um indivíduo saudável.

Os lipídios

São as nossas "baterias", que retêm a energia essencial para a manutenção das funções fisiológicas, plásticas e reguladoras do nosso organismo. Além disso, servem para produzir hormônios, sendo fundamentais para a formação e a manutenção da integridade e da função das membranas celulares, e produzem prostaglandinas, substâncias semelhantes aos hormônios que regulam várias funções. Atuam como transportadoras de nutrientes e de vitaminas lipossolúveis (A, D, E e K) e desempenham papel importante na proteção dos ossos e da temperatura corporal.

Há muitos tipos de moléculas de gordura, mas todas contêm uma unidade de glicerol que fornece a estrutura de sustentação para três cadeias de ácidos graxos. As gorduras saturadas estão presentes em alimentos de origem animal, como carnes, leite, manteiga e vegetais como coco, cacau e azeite de dendê. Elas armazenam energia em excesso, ou seja, excesso de gordura corporal quando consumidas de forma errada, podendo favorecer doenças.

As gorduras poli-insaturadas estão presentes em alimentos como óleo de canola, amendoim e nozes. Como já apresentei no capítulo anterior, as gorduras mais importantes para os seres humanos são as ligações das famílias de ômega-3 e ômega-6.

Temos ainda as gorduras insaturadas, mais saudáveis, encontradas no abacate e no azeite de oliva, por exemplo. A gordura trans, produzida a partir de gorduras vegetais para uso na indústria alimentícia, é considerada prejudicial para a saúde do indivíduo. Está presente em alimentos industrializados como biscoitos, bolos confeitadas e salgadinhos.

Por fim, temos as gorduras hidrogenadas, não sintetizadas no organismo humano. Podem influenciar a geração e o acúmulo de gordura visceral.

Além dos nutrientes essenciais, há muitos outros suplementos nutricionais não essenciais, mas altamente desejáveis que podemos tomar para otimizar as funções corporais e retardar o processo de envelhecimento. Esses suplementos são denominados supernutrientes.

Ácido alfalipoico

Considerado pela comunidade médica um antioxidante potente, o ácido alfa lipoico não somente é solúvel em água e gordura, como tem a capacidade de atravessar prontamente a barreira hematoencefálica. Ele pode regenerar vitamina C, vitamina E, CoQ10 e glutationa intracelular (antioxidante muito importante para o cérebro e as células nervosas). É fato que o alfalipoico pode aderir a metais tóxicos no cérebro e ajudar a eliminá-los do corpo. Metais pesados como alumínio, mercúrio, cádmio e chumbo estão relacionados ao aumento de doenças neurodegenerativas.

O suplemento de ácido alfalipoico é muito importante, pois aumenta a utilização de glicose e a eficiência com a qual a insulina leva o açúcar para as células, auxiliando a intolerância à glicose ou síndrome metabólica. Estudos com pacientes oncológicos evidenciaram que sua suplementação pode auxiliar na melhoria da neuropatia (lesão dos nervos) provocada pela quimioterapia.

A dose de suplementação pode variar conforme a necessidade de cada indivíduo, porém a dose recomendada para diabéticos é de 300 a 600 mg. Nos casos de neuropatias, as doses podem ser de 600 a 900 mg/dia ou por meio de intervenção venosa.

CoQ10

Trata-se de um antioxidante muito poderoso e um dos nutrientes mais importantes para a produção de energia dentro da célula. Estudos evidenciaram que a suplementação de coenzima Q10 ajuda a prevenir os danos oxidativos dentro das mitocôndrias, favorecendo a prevenção contra doenças neurodegenerativas.

Sabemos que, à medida que envelhecemos, o nível de CoQ10 em nosso cérebro reduz significativamente, e a suplementação pode auxiliar na prevenção do mal de Alzheimer e de Parkinson.

A CoQ10, também conhecida como ubiquinona, protege o corpo de várias doenças cardiovasculares, como hipertensão, angina, insuficiência cardíaca congestiva e diversos tipos de câncer. Recomenda-se, para indivíduos saudáveis, a ingestão de 30 a 100 mg/dia e 400 a 600 mg para pacientes com doenças cardiovasculares e câncer.

Curcumina

A curcumina, polifenol lipofílico contido no rizoma da *Curcuma longa* (açafrão), tem sido usada há séculos na medicina tradicional asiática e hoje é amplamente utilizada como tempero dietético em todo o mundo. Tem recebido atenção considerável por suas atividades farmacológicas, que parecem atuar principalmente por meio de mecanismos anti-inflamatórios e antioxidantes. Por esse motivo, tem sido proposta como ferramenta para o manejo de muitas doenças, entre as quais doenças gastrintestinais e neurológicas, diabetes e vários tipos de câncer.

Em um estudo publicado no Journal of Pain Research, os pesquisadores descobriram que a curcumina tem efeitos analgésicos potentes e pode ser mais eficiente até que drogas e remédios indicados para aliviar a dor. Nesse novo estudo, a curcumina mostrou-se efetiva também na prevenção de lesões e inflamações. Para os praticantes de exercício físico, um novo estudo publicado no European Journal of Applied Physiology deu mais razões para amar a cúrcuma: ela também pode ajudar na redução de dores associadas à dor muscular tardia (DMT) e na recuperação pós-treino em pessoas fisicamente ativas. O alto teor de polifenóis modula a produção de energia (ATP), a biogênese mitocondrial, a termogênese e reduz o estresse oxidativo. A dose de suplementação pode variar conforme a necessidade, porém a dose média vai de 500 a 1.200 mg/dia.

Resveratrol

O resveratrol é um antioxidante admirável, encontrado naturalmente em alimentos como uvas vermelhas, framboesas, chocolate escuro e alguns vinhos tintos. Seu propósito biológico é proteger a uva de ameaças como o tempo frio, a radiação ultravioleta e ataques de micróbios.

Quem é paciente meu sabe como sou fã dele há muito tempo, por suas qualidades antienvelhecimento. Ele ajuda a prevenir doenças cardíacas ao aumentar o nível de colesterol e protege contra danos às artérias e pressão alta, além de estimular a produção de células-tronco adultas. Mas essas são só algumas das razões pelas quais recomendo o resveratrol.

Pesquisas recentes demonstram que o resveratrol também pode melhorar a função cerebral, pois age no hipocampo, área importante do cérebro que é a sede de aprendizagem, memória e força de pensamento. Estudos convincentes já demonstraram o impacto neuroprotetor do resveratrol.

Um importante ensaio clínico para estudar a suplementação de resveratrol (alta dose e em longo prazo) em pessoas com doença de Alzheimer descobriu que o biomarcador que diminui quando a doença avança foi estabilizado em pessoas que ingeriram a sua forma purificada. Observou-se também que o resveratrol, por suas propriedades de alongamento de telômero, promove tanto a sobrevida celular como a neurogênese no hipocampo, aumentando assim ambos os processos: de aprendizagem e de memória!

Recomenda-se, para indivíduos saudáveis, a ingestão de 400 mg/dia com o intuito de quimioproteção e antienvelhecimento.

Esses supernutrientes não são mesmo fantásticos?

Mas atenção: nunca tome nenhum medicamento sem antes consultar o seu médico. Não vá sair por aí tomando todos os vinhos possíveis, ok?

7
A FONTE DA JUVENTUDE

> "A vitalidade não se revela apenas na capacidade de persistir, mas também na de começar tudo de novo."
>
> **Scott Fitzgerald**

No mundo antigo, civilizações como a grega, a egípcia e a indiana buscavam a todo momento, em rituais e cerimônias, restaurar seus níveis de energia e desempenho sexual por meio da ingestão de extratos feitos com testículos de animais, muitas ervas, raízes e sementes com propriedades que despertam o desejo sexual. As nozes, por exemplo, já eram usadas em rituais de fertilidade desde os tempos do Império Romano. As sementes da pimenta de macaco, também consideradas afrodisíacas, já vêm sendo utilizadas há cerca de três mil anos.

Tudo isso porque, desde a Antiguidade, o ser humano sabe que, à medida que envelhece, os níveis biodisponíveis dos hormônios declinam de forma progressiva. Hoje sabemos que essa queda hormonal também é responsável por vários sinais e sintomas, como fadiga, depressão, perda de massa muscular e óssea, aumento da gordura corporal, problemas cognitivos, fragilidade imunológica, problemas cardiovasculares e até câncer.

Hormônios são substâncias produzidas pelas glândulas que compõem o chamado sistema endócrino e encontram-se divididas em dois tipos principais: anabólicos e catabólicos.

O estado anabólico é quando há um aumento da síntese proteica pela ação dos hormônios caracterizados como anabólicos: insulina, GH, IGF1, testosterona, DHEA (deidroepiandrosterona), melatonina, estrogênio em mulheres e progesterona, responsáveis por músculos e ossos mais fortes.

Já os hormônios catabólicos, que possuem a característica reversa do anabolismo, diminuem a síntese proteica e provocam a degradação de proteínas. Alguns destes são cortisol, glucagon, hormônios tireoidianos (T3 e T4) e estrogênio em homens.

A maior parte dos hormônios é produzida pela hipófise, glândula localizada na base do cérebro. Ela é que comanda tudo, e aquilo que não produz, estimula as outras glândulas a fabricar. Até hoje conhecemos 22 hormônios, mas quantos são, no total, ainda não sabemos. Muitos continuam sendo estudados pela Medicina e ainda não têm nome nem se sabe a função.

O que se sabe é que cada hormônio é como se fosse uma chave, e as células têm as fechaduras. Cada glândula produz um hormônio específico que é liberado no sangue e só vai cumprir sua função ao encontrar a célula-alvo. No momento em que acontece essa ligação, diferentes ações no metabolismo celular são desencadeadas. Por exemplo, podem servir para "comunicar" ao seu corpo como respirar, crescer e se alimentar. Regulam o ciclo menstrual, a sua pressão sanguínea, quando você sentirá fome e por aí vai.

Para aprender a envelhecer, precisamos entender como os hormônios agem em nosso corpo, como e quando devemos fazer a reposição, afinal envelhecemos à medida que perdemos a capacidade de produzi-los nas quantidades necessárias. Antes de falar mais sobre eles, você precisa conhecê-los.

Cortisol

Desempenha papel crucial na manutenção da saúde. Se seus níveis caem muito abaixo do valor ideal, ocorrem sinais e sintomas de insuficiência adrenal, cansaço ou fraqueza, sem contar que ele é altamente necessário no sistema imunológico. É a primeira linha de defesa do corpo contra vírus e bactérias; níveis muito baixos podem ser fatais, caso da doença de Addison. Se os níveis sobem e permanecem altos por muito tempo, surgem os sinais e sintomas da síndrome metabólica, perda de massa muscular, aumento de peso ou diminuição de testosterona.

Diante disso, você deve estar se questionando: como o cortisol sobe ou desce tanto, podendo provocar problemas de saúde?

A resposta é simples: o estresse agudo acelera a frequência cardíaca, dilata nossas pupilas, para vermos melhor, e favorece um aumento rápido de cortisol das glândulas renais, aumentando as funções cardiovascular e pulmonar, enquanto suprime os sistemas imunitário, reprodutivo e digestivo. A exposição crônica de tecidos a níveis de cortisol acelera os processos de envelhecimento e tem sido correlacionada a um leque de comorbidades, como sarcopenia, osteoporose, pressão arterial elevada e aumento de açúcar no sangue, depressão e Alzheimer.

Os níveis de cortisol basal no sangue, geralmente, são maiores de manhã, ao acordar, de 5 a 25 mcg/dL, e diminuem ao longo do dia para valores menores que 10 mcg/dL. Então nós, médicos, trabalhamos com a seguinte tabela: se a coleta de sangue for feita entre 7 e 8 horas, os valores de referência serão de 15 a 25 mcg/dL; se for à tarde, entre 16 e 17 horas, 10 a 15 mcg/dL. A melhor forma de avaliar é realizando a curva salivar de cortisol em quatro amostras, mas muitos planos de saúde não cobrem esse exame, o que dificulta a análise.

Muitos sinais e sintomas podem indicar insuficiência adrenal, mas não existe um patognomônico único, embora a fadiga seja uma queixa comum, relatada por 85% dos pacientes.

> Sinais e sintomas mais comuns:
> 1. Dificuldade para despertar; coloca-se o despertador na função "soneca" e, se deixar, perde-se até o horário.
> 2. Fadiga matinal ao despertar, parecendo que não se dormiu o suficiente. Necessidade de estimulantes como cafeína para começar o dia.
> 3. Baixa energia pela manhã; impressão de "acordar" só após a refeição do meio-dia.
> 4. Desejo por alimentos salgados.
> 5. Diminuição da libido, em virtude do cansaço.
> 6. Dificuldade para focar, concentrar-se e lembrar.
> 7. Níveis elevados de energia à noite. "Parece que nasci para funcionar somente à noite."

Se você percebeu que tem mais de três desses sinais e sintomas, procure mudar seu estilo de vida e verifique com seu médico a possibilidade de usar ervas da Medicina Chinesa, como alcaçuz (*Glycyrrhiza glabra*), fitoterápicos como maca (*Lepidium meyenii*) e *Eleutherococcus senticosus,* e uma erva da medicina ayurvédica, a *ashwagandha* (*Withania somnifera*).

Insulina

É um hormônio secretado pelo pâncreas, em resposta à elevação das taxas de açúcar sanguíneo. Regula o metabolismo de carboidratos e influencia a síntese proteica e de RNA. Em quantidades menores, é anabólico e transporta glicose e aminoácidos para as células musculares e adipócitos, promovendo o catabolismo proteico e aumentando a síntese de proteínas e de glicogênio muscular.

A insulina, em quantidades maiores, causa o aumento de tecido adiposo. As células, à medida que envelhecemos, ficam mais sensíveis aos seus efeitos, razão pela qual as pessoas passam a ganhar peso ou gordura corporal. O excesso de insulina no sangue favorece o aumento do cortisol, e o excesso de cortisol aumenta a insulina. Estresse constante e consumo de carboidratos simples, de alta carga glicêmica, aliados ao sedentarismo, podem ser considerados os maiores fatores para o desequilíbrio desse hormônio.

DHEA

Deidroepiandrosterona é o hormônio esteroide mais abundante no corpo humano, produzido naturalmente pelas glândulas adrenais e gonadais, pelo cérebro, pelo tecido adiposo e pela pele. Está plenamente configurado para atender às demandas metabólicas e alcança seu pico máximo por volta dos 25 anos de idade; depois, diminui de forma constante: cerca de 50% aos 40 anos, e podemos dizer que ele influencia a longevidade. É indicado para distúrbios de cognição em geral, perda de concentração, desinteresse sexual e baixa imunidade.

O DHEA é também um esteroide anabólico; baixos níveis estão associados a obesidade, diabetes tipo II, hipertensão e doenças cardiovasculares. Possui propriedade anti-inflamatória e pode reduzir os níveis de interleucina-6 e fator de necrose tumoral alfa (TNF-alfa), perigosos agentes inflamatórios para nosso corpo. Conheça os benefícios do DHEA:

1. Eleva a capacidade de memória.
2. Aumenta significativamente o HDL e reduz o LDL.
3. Aumenta os níveis de tri-iodotironina (T3).
4. Aumenta a formação óssea.
5. Aumenta a libido.
6. Retarda a evolução de Alzheimer e lúpus.
7. Reduz a resistência à insulina.

Os níveis de SDHEA para homens devem estar acima de 350 mcg/dL e, nas mulheres, acima de 300 mcg/dL, para o alcance dos benefícios.

Somatotropina (GH, hormônio do crescimento)

A somatotropina, também conhecida como hormônio do crescimento, é secretada pela hipófise anterior, através de sua intervenção na formação proteica, na multiplicação celular e na diferenciação celular, e promove o crescimento de todo o corpo.

Os principais estímulos que induzem a liberação de somatotropina são: sono, hipoglicemia, alta ingestão de proteínas, estresse e atividades físicas. O hormônio, além do fator de crescimento, possui funções metabólicas específicas, sendo classificado como anabólico por promover aumento de massa muscular, redução da gordura corporal, fortalecimento ósseo e melhora do perfil do colesterol e da sensibilidade à insulina. Com a queda do hormônio do crescimento, começa a chamada "somatopausa", alteração fisiológica no homem que costuma ocorrer por volta dos 40 anos e, na mulher, em torno dos 30 anos. Dá início à perda de massa muscular, baixa no sistema imunológico etc.

O acúmulo de gordura visceral é reconhecido como característica da deficiência de somatotropina, e a administração desse hormônio leva à redução da adiposidade visceral.

Em adultos, o tratamento com GH reduz a adiposidade visceral mais do que a massa de gordura subcutânea.

A suplementação de somatotropina por muitos anos tem sido discutida como possibilidade de correção das quedas hormonais induzidas pelo envelhecimento. Nos anos 1990, o pesquisador Daniel Rudman publicou que "a deterioração geral do corpo que vem com o envelhecimento não é inevitável..."; "agora percebemos que alguns aspectos podem ser evitados ou mesmo revertidos"; "A resposta com GH reverteu o envelhecimento de dez a vinte anos".

Mesmo com pesquisas robustas a favor da suplementação do hormônio do crescimento com seres humanos, existem muitos artigos que evidenciaram que podem ser percebidos efeitos colaterais, como dores nas articulações, síndrome do túnel do carpo, intolerância à glicose, edema corporal e até câncer; por isso, uma avaliação minuciosa e testes devem ser feitos por um médico experiente, que irá examinar os níveis de IGF-1 (fator de crescimento semelhante à insulina) no sangue. Os níveis de IGF-1 são mais úteis do que os níveis de somatrotropina em si porque os valores podem "flutuar" na corrente sanguínea.

Melatonina

Hormônio fotossensível, é secretado ritmicamente pela glândula pineal, localizada dentro do cérebro. A secreção de melatonina é influenciada pelo ciclo circadiano (dia-noite). A secreção desse hormônio é produzida na escuridão, com início geralmente por volta das 22 horas e um pico entre a meia-noite e as 3 horas da manhã. Com a redução da produção de melatonina (denominada melatopausa), você começa a sofrer de insônia, cansaço e depressão.

O principal papel terapêutico da melatonina é ser o mais potente depurador de radicais livres, função antioxidante que pode ser valiosa para vários tipos de câncer, sobretudo o de mama. Possui funções, também, de regular o estado mental e comportamental e as funções cerebrais.

A melatonina está relacionada à imunidade, sendo capaz de recompor a fisiologia do sistema imunológico, restaurando a sua integridade. Recomendamos sempre a suplementação em usuários de drogas imunossupressoras e corticoides. Quando associada a zinco e selênio, resulta em poderosa combinação otimizadora da imunidade em pacientes com neoplasias e hepatite crônica.

Testosterona

Hormônio produzido em maior quantidade no sexo masculino, também está presente nas mulheres e possui importantes ações, como veremos adiante. A testosterona influencia o comportamento sexual e emocional, conferindo características específicas masculinas ao indivíduo.

Os níveis de testosterona em homens permanecem relativamente constantes até os 50 anos, quando começam a cair lentamente. Nas mulheres, os ovários e as glândulas adrenais produzem cerca de 5% da testosterona presente nos homens, por isso não interfere em suas características específicas e, mesmo em produção baixa, é crucial para a saúde e o bem-estar. O corpo das mulheres que chegam aos 40 anos já terá produzido a metade dessa quantidade.

O declínio de testosterona nas mulheres leva a queixas muito frequentes em consultório, como dificuldade para chegar ao orgasmo e baixa libido, além de dificuldade para construir a musculatura e perda óssea, pelo fato de a testosterona se converter em estradiol. Já os homens apresentam sinais e sintomas bastante perceptíveis; começam a perder tonicidade muscular, resistência física, capacidade de trabalho, ganhar gordura abdominal, ter aumento do tamanho das mamas, sentir ondas de calor (sim, igual às mulheres!), bem como ter aumento de peso, intolerância à glicose, aumento do risco de doenças cardiovasculares, mudanças bruscas de humor, irritabilidade, falta de concentração e depressão, fragilidade óssea, risco maior de fraturas, queda do desempenho sexual, redução do número de espermatozoides, infertilidade e disfunção erétil (dificuldade em ter ou manter a ereção do pênis).

Homens, saibam que "brochar" não é motivo de vergonha ou gozação. É normal. A dificuldade de ter ou manter a ereção pode acontecer em qualquer idade e ser motivada não só pela queda hormonal, mas também pelo uso prolongado de algum medicamento (remédio para pressão alta, por exemplo), consumo excessivo de bebidas alcoólicas ou cigarro, depressão e outras doenças psicológicas, uso de drogas, excesso de peso, obesidade ou problemas neurológicos, entre outros fatores.

Por isso digo que os homens, principalmente a partir dos 35 anos, precisam dar mais atenção às quedas hormonais, consultar regularmente um médico de confiança e fazer uma avaliação clínica completa, com todos os exames laboratoriais complementares.

Um homem adulto normalmente produz cerca de 5 a 9 mg de testosterona ao dia. O hormônio circula na corrente sanguínea, acoplando em média 44% à proteína ligadora de hormônios sexuais (SHBG) e 54% à albumina. Apenas 2% da testosterona circulante fica livre no plasma, não ligada a nada. Essa testosterona livre é captada pelas células-alvo, e, à medida que isso ocorre, novas moléculas desse hormônio se desprendem das proteínas ligadoras e recompõem o estoque de testosterona livre.

Vale lembrar que, muitas vezes, essa produção pode também estar sendo comprometida na regulação hormonal do eixo hiptalâmico-hipofisário-testicular, por isso os testes de dosagem hormonal não podem se basear somente na medição da testosterona total e livre; precisa-se dosar os hormônios luteinizante (LH), folículo-estimulante (FSH), prolactina, SHBG, albumina, DHT etc.

Você deve estar pensando: em que níveis deve estar minha testosterona? Se você é homem, os exames laboratoriais vão dizer que a variação normal de testosterona está entre 300 e 900 nanogramas (ng) por decilitro de sangue (dL). Muito mais do que trabalhar para mantê-la perto do terceiro percentil, não passando de 900 e não muito abaixo de 600, é preciso avaliar se essa testosterona de fato está trabalhando a nosso favor. Para isso, fazemos cálculos para diagnosticar o índice de androgênio livre (FAI, do inglês *free androgen index*). Se você é homem, você mesmo pode calcular! Só precisamos dos dados do exame de sangue e aplicá-los em uma fórmula:

> **Declínio do Androgênio Masculino**
> **Cálculo do FAI**
>
> $$\frac{\text{Testosterona total ng/dL} \times 0{,}0347 \text{ pmol/L (constante)}}{\text{SHBG pmol/L}} = \text{FAI}$$
>
> Índices desejados:
> FAI: 0,7 a 1,0. Qualquer valor abaixo ou superior deve ser analisado pelo médico.

Nas mulheres, a testosterona total precisa estar entre 50 e 75 ng/dL; a testosterona biodisponível, entre 12 e 30 ng/dL; e a testosterona livre, entre 6 a 8,5 ng/dL. Vale lembrar ainda que a influência do SHBG é importante, por isso deve sempre permanecer entre 15 e 35 ng/dL. É importante que todos saibam desses números, porque muitos médicos tratam somente os resultados dos exames, e não as pessoas.

Voltando aos homens... O que vemos hoje é que todos eles acham que só devem ir ao médico quando têm queixas. Saiba que muitas vezes os sinais e sintomas começam a aparecer muito antes e que nós, com a correria do dia a dia, não percebemos. Ninguém fala da queda da testosterona no homem, conhecida como andropausa, nem do distúrbio androgênico do envelhecimento masculino (DAEM), muito menos da medição do nível de testosterona, que é o principal hormônio masculino, responsável por proteger a função cardíaca, regular a fertilidade, a massa muscular, a distribuição de gordura, a produção de glóbulos vermelhos, o desejo sexual, a produção de espermatozoides e até o humor.

Um estudo publicado no Harvard Men's Health Watch mostra que a redução na produção de testosterona (cai 1% ao ano a partir dos 40 anos) causa perda de memória, afeta a capacidade de se concentrar, de aprender e de memorizar coisas novas, além de estar diretamente ligada à saúde mental. Por tudo isso, o homem muitas vezes sofre calado, envergonhado, acreditando que é o único no mundo a enfrentar aquele problema e que, se contar para alguém, será alvo de gozação. Vão dizer que ele é "brocha" e outras bobagens.

Além das terapias de reposição hormonal existentes, estratégias em nosso dia a dia podem nos ajudar a otimizar os níveis de testosterona, como: mudança no estilo de vida, nutrição adequada e prática de exercícios de força, o que fará com que a testosterona desempenhe um papel importante no controle metabólico, elevando a síntese proteica muscular. Conheça sete dicas para auxiliar na maneira de aumentar os níveis de testosterona:

1. Perder peso.
2. Consumir bastantes alimentos ricos em zinco.
3. Eliminar o açúcar da dieta.
4. Aumentar a ingesta de aminoácidos de cadeia ramificada – já falamos deles no capítulo anterior.
5. Reduzir o estresse.
6. Cuidar do seu sono.
7. Fazer exercícios intervalados de alta intensidade com pesos.

Estrogênio

Todos nós produzimos estradiol, cuja função, nas meninas, é influenciar o desenvolvimento sexual. Então, a partir da puberdade, é desejável que ele se eleve – uma adolescente com estradiol baixo pode sofrer atraso na puberdade, no início da menstruação, no desenvolvimento dos seios, dos pelos etc.

Nas mulheres adultas, o estradiol regula toda a sua vida sexual e reprodutiva, permitindo, por exemplo, que engravidem. Uma taxa de estradiol alta pode causar problemas como alterações na pele, retenção de líquidos (o famoso inchaço), oscilações da glicose e na menstruação. Uma taxa baixa pode, por exemplo, provocar infertilidade – a queda é considerada normal após os 40 anos e provoca o que chamamos de menopausa.

A deficiência hormonal feminina é chamada endocrinopatia. O Tratado de Fisiologia Clínica Hormonal, Volume 1, publicado em 2019, informa que a expectativa de hoje, até a elaboração deste livro, é que haja mais de 100 milhões de mulheres brasileiras, cerca de 40 milhões delas no climatério (fase que vem antes da menopausa) e 20 milhões com deficiência hormonal, e menos de 10% dessas mulheres fazem terapia de reposição hormonal.

Sabemos que as funções exercidas pelo estradiol na mulher são importantes para a longevidade. Entre elas, destacamos prevenção de osteoporose, redução de sintomas de menopausa (as ondas de calor e ressecamento vaginal), melhora do humor e menor incidência de depressão, melhora do perfil do colesterol e proteção contra doenças coronarianas, regulação da temperatura corporal, aumento da taxa anabólica, melhora da resistência à insulina, estímulo à produção de colina e acetiltransferase (atuante na prevenção do Alzheimer).

Embora o estrogênio seja predominantemente feminino, os homens também precisam de um pouco dele. Uma pequena quantidade ajuda a equilibrar a testosterona e protege a função cerebral. Nos meninos, o efeito do estradiol é contrário à ação das mulheres, isto é, se estiver elevado, dificulta o desenvolvimento. Nos adultos, pode levar a problemas de ereção, na próstata e até câncer. Os níveis de estradiol (de estrogênio em geral) aumentam com a idade por causa da gordura adiposa.

O maior problema para os homens é o excesso de estrogênio, e não a escassez, como ocorre nas mulheres. Nos homens, converte-se testosterona em estrogênio por meio de um processo químico denominado aromatização, sob a influência de uma enzima chamada aromatase. Nos indivíduos jovens, essa enzima é insignificante e os níveis do estrogênio são baixos; por volta dos 40 anos, a atividade da aromatase aumenta e os níveis de estrogênio também. Conforme o homem envelhece, a gordura adiposa aumenta e a massa muscular diminui.

Uma curiosidade aqui: essa conversão do hormônio masculino em feminino causa um efeito em *looping*, isto é, que se retroalimenta: o aumento da conversão de testosterona em estrógeno diminui a massa muscular e acelera o ciclo do envelhecimento, e esse aumento da gordura provoca a queda da testosterona, o aumento do estradiol e o envelhecimento, por isso a necessidade de intervenção médica.

Voltando às mulheres, as quedas hormonais são amplamente conhecidas e divulgadas. Mas vamos lá: o início da menopausa se dá quando ocorre a última menstruação, que geralmente acontece a partir dos 40 anos (claro que varia de mulher para mulher, podendo acontecer até antes dos 40 ou só após os 55 anos). Ela marca o fim da fase reprodutiva feminina. Isso significa que acabou o estoque de óvulos, liberados desde a puberdade.

O período após a cessação da menstruação é chamado de climatério e se parece com uma tensão pré-menstrual, só que acentuada e prolongada: sensação de inchaço no corpo e nas mamas, fortes dores de cabeça ou enxaquecas, alterações de humor (nervosismo, irritação, tristeza profunda e mesmo depressão). Do meio para o fim do climatério são comuns, ainda, a irregularidade nos ciclos e a variação do fluxo menstrual. Depois, aparecem ressecamento vaginal, perda da libido, depressão, ondas de calor, insônia, dores musculares, entre outros, todos característicos da menopausa.

A estrona (ou estriol), embora seja o tipo em menor quantidade no corpo, é um dos que apresentam maior ação maléfica no organismo, elevando o risco de algumas doenças. Por exemplo, em mulheres, após a menopausa, se os níveis de estrona estiverem superiores aos de estradiol, poderá haver aumento do risco cardiovascular e até o desenvolvimento de alguns tipos de câncer.

O nível de estrona em homens é considerado normal entre 10 e 60 ng/mL; em mulheres antes da menopausa, de 17 a 200 ng/mL; e, após o início da menopausa, entre 7 e 40 ng/mL. Assim, trabalhamos para que esse hormônio fique o nível mais baixo possível, de forma equilibrada.

Com o envelhecimento e o declínio da capacidade ovariana de produzir estradiol, as mulheres perdem não só um hormônio, mas também um grande maestro, capaz de equilibrar e harmonizar mais de 400 funções no corpo feminino, por isso a reposição hormonal nas mulheres, quando feita por um profissional sério e avaliada de forma correta, pode favorecer a melhoria da qualidade de vida e a longevidade.

Progesterona

Por muitos anos se considerou a progesterona, nas mulheres, um hormônio menos importante que o estrogênio. Hoje, muitos colegas médicos a consideram um hormônio dominante, enquanto o estrogênio serve para equilibrá-lo.

A progesterona nas mulheres é capaz de equilibrar os sintomas e os efeitos estrogênicos, permite que a gravidez chegue ao fim de forma correta, protege o corpo contra o câncer de endométrio e mama, ajuda na imunidade, reduz o inchaço corporal e a inflamação, estimula a produção da glândula tireoide, normaliza os níveis de açúcar no sangue e mantém os níveis de coagulação sanguínea. Outros efeitos benéficos da progesterona são a diminuição do LDL e sua oxidação, diminuição da lipoproteína A do LDL e homocisteína (marcador de infarto cardíaco).

Com o envelhecimento, os níveis de progesterona caem, afetando o ciclo menstrual e levando a perda da firmeza da pele facial, com a redução de sua elasticidade e o aparecimento de rugas; além disso, o cabelo torna-se fino e liso. Já nos homens, produtores de progesterona em níveis menores, a progesterona sintetiza hormônios como o cortisol e a testosterona. Por volta dos 50 anos, com o aumento do estrogênio no homem, a progesterona atua inibindo esse aumento, o que impede o corpo de desenvolver sinais como ginecomastia, além da inibição da conversão de testosterona em di-hidrotestosterona (DHT), hormônio que favorece o crescimento da próstata. Outros sinais clínicos de queda da progesterona no homem são aumento abdominal, tensão muscular e queda de cabelo (alopecia androgênica).

Hormônios tireoidianos

A tireoide é uma das maiores e mais importantes glândulas endócrinas, responsáveis pela produção dos hormônios, do T1 (pouco estudado), do T2, que participa da formação de tri-iodotironina (T3), da tirosina (T4) e da calcitonina. Os hormônios tireoidianos tanto nos homens como nas mulheres regulam a taxa metabólica (a velocidade do metabolismo), aumentam o consumo de oxigênio, a termorregulação (manutenção da temperatura corporal), a fertilidade e a digestão, e são necessários à síntese proteica. Promovem queima de gordura (lipólise), melhoram a absorção intestinal de glicose e auxiliam na saúde de cabelos, pele e unhas, além de estimular a formação de novas mitocôndrias (biogênese mitocondrial).

O estilo de vida e a forma como nos nutrimos, a deficiência de selênio, zinco, vitamina B12, iodo, as intoxicações e alguns medicamentos podem favorecer um desequilíbrio tireoidiano, conhecido como hipotireoidismo subclínico. Os hormônios da tireoide provocam hipotireoidismo (quando os níveis dos hormônios produzidos pela tireoide – T3 e T4 – estão altos), causando cansaço, sonolência, dificuldade de perda de peso, cabelos e unhas secos e quebradiços, além de raciocínio lento; ou hipertireoidismo, que é o contrário –

quando T3 e T4 estão baixos, levam a palpitações, tremores (principalmente nas mãos), perda de peso, irritabilidade, fraqueza, sudorese e sensação de calor.

Obviamente estou simplificando bastante porque você não precisa entender todas as funções dos principais hormônios, pois são muitas e complexas – a ideia aqui não é fazer um livro de Biologia; o objetivo é, ao menos, citar a importância deles. Devemos pensar em fazer reposição para controlar adequadamente os níveis necessários e adequados para cada idade, independentemente de ser homem ou mulher.

Agora vou contar um segredo: como vimos no decorrer deste capítulo, o melhor caminho para fazer a correção hormonal não é seguir um exame laboratorial padrão, por dois motivos: os laboratórios seguem uma tabela internacional fixa e comparam os seus níveis hormonais com os de outros indivíduos da mesma idade, como se todos precisassem das mesmas doses de hormônios.

Outra coisa: preste atenção no médico que escolheu, porque a maioria só vai pedir exames se você estiver sentindo alguns dos efeitos da menopausa ou da andropausa. Porém, se já estiver sentindo os efeitos, será muito tarde. Além disso, menopausa e andropausa são só duas das muitas "pausas".

Quero que você entenda que, quanto menos hormônios seu corpo produz, mais você envelhece. E essa queda hormonal começa cedo, a partir dos 25 a 30 anos, tanto nos homens como nas mulheres. Em alguns homens, por exemplo, a redução do estradiol é evidente a partir de 25 anos e às vezes causa a calvície, e os efeitos devastadores dessas quedas hormonais só vão ser realmente sentidos lá na frente, a partir dos 40 anos.

Como eu disse, considerando a possibilidade de que você vá ter uma vida longa, com a expectativa de chegar aos 100 anos ou mais, podemos considerar que, para aproveitar a fonte da juventude, é fundamental mudar o estilo de vida, a alimentação, além de fazer uma reposição hormonal. É preciso ter consciência de que as escolhas diárias impactam no estado de conservação de seu corpo e que você vai precisar dele por um bom tempo.

Não quero dizer que mudando o estilo de vida e a alimentação, praticando exercícios e cuidando da regulação hormonal você vá parar o processo de envelhecimento. O que digo é que, se cuidar mais do seu corpo, tenha a idade que tiver, você terá qualidade de vida para manter suas atividades normais com independência.

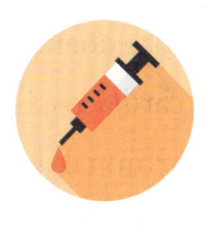

8

MODULANDO NOSSO ENVELHECIMENTO

> "A vida é uma eterna busca por hormônios e neurotransmissores."
>
> **Henrique Gibbon**

Todos nós, em algum momento da vida, precisamos fazer correção hormonal. É preciso equilíbrio em tudo, desde o alimento que comemos até o ar que respiramos, passando pelo meio ambiente em que vivemos, pela alimentação, pelo ciclo de sono, exercícios físicos etc. Tudo precisa estar equilibrado, devido ao forte impacto nos processos de envelhecimento.

Esse reequilíbrio hormonal é necessário para manter as células com a capacidade de se autorrepararem, o que é fundamental para uma vida longa e saudável, com menos comorbidades – as chamadas doenças próprias do envelhecimento, como problemas cardíacos, hipertensão, diabetes etc.

Fazer a reposição hormonal de forma correta, praticar exercícios físicos, e cuidar-se faz toda a diferença para uma vida saudável. É impossível prever quanto tempo você vai viver ainda, mas posso garantir que com essas mudanças vai viver bem melhor.

Como vimos no capítulo anterior, acreditava-se que os hormônios caíam porque a pessoa estava envelhecendo. Hoje se sabe que é exatamente o contrário: a queda dos hormônios causa o envelhecimento e todas as suas consequências. Por isso os médicos tradicionais, que têm uma formação mais antiga ou que não se atualizaram, cuidam da doença, e não da saúde; depois que você está doente, é bem mais difícil tratar dela, mas, se fizer um trabalho de prevenção, vai evitar adoecer.

A melhor opção para um trabalho de prevenção é a modulação hormonal bioidêntica (MHB). Esse é um tratamento individualizado, que, como disse há pouco, independe da idade. Antes que você comece a sentir os efeitos das pausas hormonais, é feito um mapeamento para identificar o que está faltando ou sobrando. E ainda se levam em consideração seu modo de vida, suas características físicas, idade, peso etc.

A técnica foi desenvolvida há mais de 10 anos nos Estados Unidos, e seu principal diferencial é a interpretação dos dados dos exames, não com base nas tabelas dos laboratórios, mas com base no que seu corpo está dizendo, história clínica, sinais e sintomas.

A ideia por trás da MHB é entender como seu corpo funciona e do que ele necessita, para mais ou para menos. E, a partir daí, reestabelecer o equilíbrio ministrando pequenas doses hormonais e de maneira fisiológica, para prevenir e evitar que os hormônios caiam ou subam (dependendo do hormônio) a níveis perigosos, a ponto de acelerar o envelhecimento, afetar seus níveis de energia e vitalidade, seu desempenho sexual etc.

Com esse levantamento minucioso, o médico traça um perfil hormonal específico para você, visando manter os hormônios mais benéficos nos índices mais altos, os que têm uma ação reguladora em um nível médio e os prejudiciais no nível mais baixo. É assim que se faz a regulação hormonal.

E como fazer para alterar a produção de hormônios, para nivelá-los conforme o necessário?

Utilizando o que chamamos de hormônios bioidênticos. Não são sintéticos, mas feitos com produtos naturais, semelhantes aos hormônios que nosso corpo produz e, por isso, não causam efeitos colaterais. Encaixam-se nos receptores no tradicional padrão "chave-fechadura", desde que devidamente administrados por profissionais criteriosos, que saibam o que estão fazendo, nas doses realmente necessárias.

Para você entender bem a diferença, hormônios sintéticos são aqueles que muitas vezes nosso corpo não produz ou que contêm constituintes químicos que podem causar danos ao nosso corpo. Um exemplo conhecido de hormônios sintéticos são os chamados anabolizantes. É preciso muito cuidado com o uso dessas substâncias produzidas pela indústria farmacêutica, por terem um grande potencial de prejudicar as funções vitais do corpo.

Os anabolizantes são esteroides anabólicos, substâncias químicas muito usadas por fisiculturistas e esportistas amadores (considerando o *doping* nos esportes olímpicos) para desenvolver uma musculatura exagerada. Geralmente são utilizados para fazer "crescer músculo", embora seja como encher um balão – o famoso "efeito Cinderela", conhecido por muitos: ganha-se, mas perde-se em seguida. Seu uso favorece retenção de líquidos e de glicogênio: o músculo "infla" e depois "murcha". Consequentemente, a pessoa que usa anabolizante passa a ter aumento da resistência à insulina, acúmulo de gordura e problemas no sistema reprodutor e sexuais, muitas vezes "viciando" em seus efeitos de forma imediata.

Saiba que a terapia de modulação hormonal não é destinada para fins estéticos. Em conclusão, há diretrizes bem definidas:

> 1. Quando há falta ou não há produção de determinado hormônio, este deve ser reposto.
> 2. Quando há excesso de algum hormônio, este deve ser controlado.

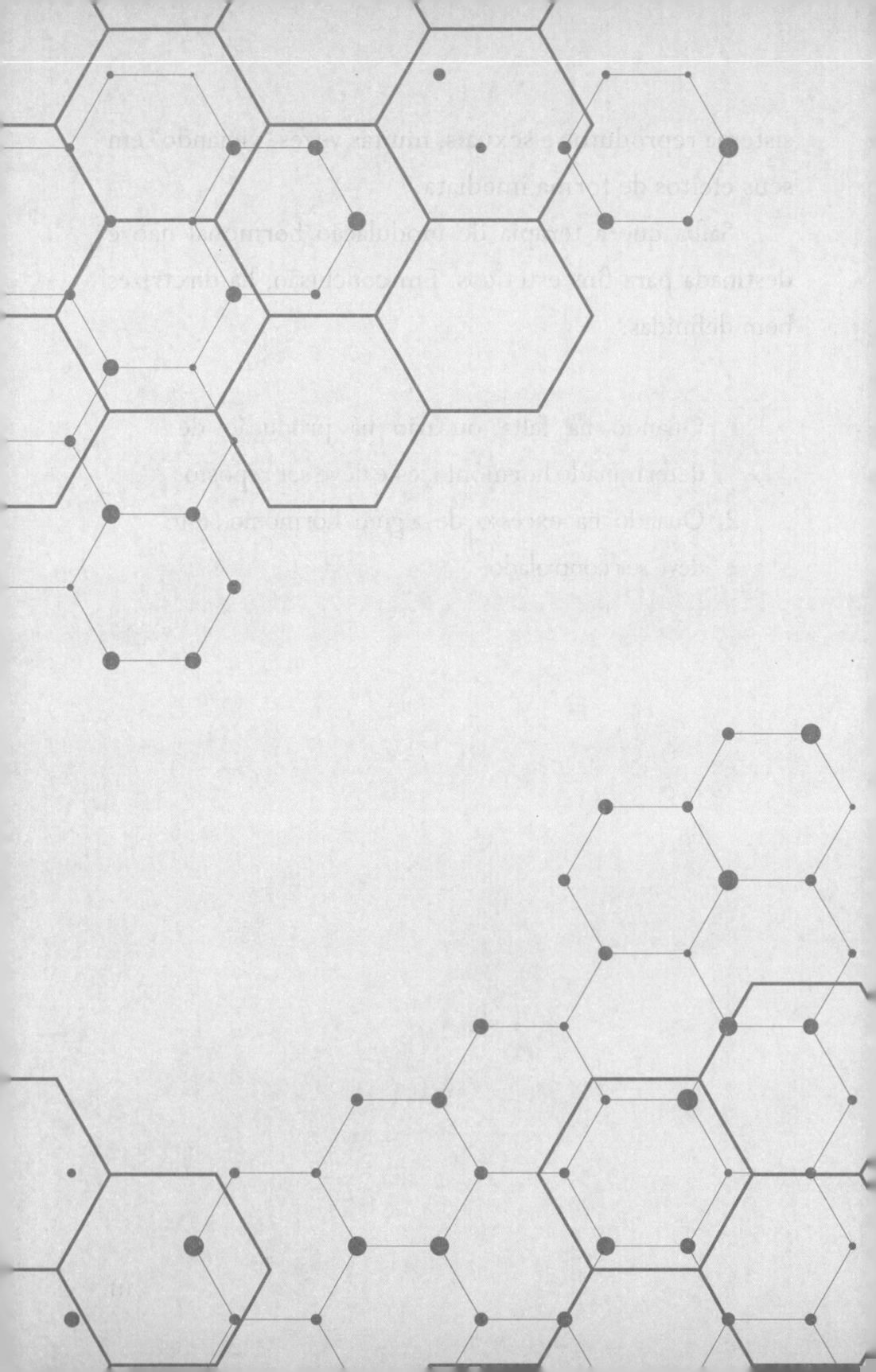

9

A DIETA PERFEITA

> "Primeiro a gente muda a nossa alimentação, depois a nossa alimentação muda a gente."
>
> **Autor desconhecido**

Antes de iniciar este capítulo, vou responder a uma pergunta que sempre me fazem: qual é a diferença entre nutrólogo e nutricionista? Basicamente é assim: o nutricionista é graduado em Nutrição, é o único profissional apto a prescrever dietas e planos alimentares, pode dar diagnósticos nutricionais e receitar suplementos alimentares classificados como "isentos da exigência de prescrição médica", além de seguir orientações médicas para poder conduzir melhor o paciente. Se você precisa fazer uma reeducação alimentar, emagrecer para estar com o corpo "em dia" e iniciar uma dieta de acordo com as suas características, é o nutricionista que o atende.

Já o nutrólogo é o médico que se especializa em Nutrologia, capacitado para avaliar e realizar o diagnóstico clínico, a prevenção e o tratamento de doenças relacionadas a uma má alimentação e às necessidades orgânicas do paciente, intervindo, por exemplo, em casos de bulimia ou compulsão alimentar, anorexia e obesidade, e atender atletas com desequilíbrio nutricional. Além disso, trata da alimentação mais adequada a quem sofre de doenças crônicas como diabetes e hipertensão arterial. O nutrólogo trabalha junto com o nutricionista, favorecendo o bem-estar do seu paciente. Isso significa que um pode indicar o outro para os casos que julgarem necessários, já que cada um tem uma função diferente no que se refere a diagnósticos de doenças, prescrição de medicamentos e de dietas.

A questão da nutrição é fundamental não apenas para tratar doenças, mas também para evitá-las. Portanto, se você quer envelhecer bem e sofrer o mínimo possível, precisa se preocupar com sua alimentação. Os cientistas acreditam que o envelhecimento físico pode começar a partir dos 20 anos, e os alimentos que comemos podem desempenhar um papel importante nisso.

Quer um exemplo? O povo com a maior expectativa de vida do planeta foram os Hunza, na Índia. Viviam em média 106 anos, e alguns chegavam aos 120 ou mais. Sabe o que comiam? Cereais, frutas, verduras, castanhas, queijo de ovelha, tudo 100% orgânico, sem nada sintético, sem agrotóxicos ou adubos químicos, carne só quando tinha festa... E só faziam duas refeições por dia.

Infelizmente esse estilo de vida deixou de existir depois da segunda metade do século passado, porque depois as novas gerações se ocidentalizaram e a expectativa de vida caiu, e hoje está em pouco mais da metade da anterior. Mas fica o exemplo. Os Hunza mostraram a importância de se adotar um estilo de vida saudável, comendo menos em quantidade e mais em qualidade.

Atualmente a "meca" da longevidade é a ilha Okinawa, no Japão. Lá, o número de pessoas que chegam aos 100 anos de vida é espantoso. Para cada 100 mil habitantes, Okinawa tem 68 centenários – mais de três vezes os números encontrados em populações americanas de mesmo tamanho. Até para os padrões japoneses os moradores de Okinawa estão fora da média, os quais têm chances 40% maiores de viver até os 100 anos do que qualquer outro japonês.

O segredo? A dieta de Okinawa é densa em vitaminas e minerais essenciais – incluindo antioxidantes – e baixa em calorias. Diferentemente do resto da Ásia, o alimento base de Okinawa não é o arroz, mas a batata-doce.

Eles também comem frutas, legumes e verduras em abundância e vários tipos de produtos de soja. Como os Hunza, raramente comem carne.

É como se diz popularmente: menos é mais. E isso está cientificamente comprovado. Um estudo do Centro de Pesquisas Pennington Biomedical, da Louisiana (Estados Unidos), mostrou que o envelhecimento pode ser reduzido simplesmente diminuindo-se as calorias. No total, 53 voluntários participaram da pesquisa. Destes, 19 seguiram com sua alimentação regular e os outros 34 reduziram a ingestão calórica em 25%.

No fim do experimento, mediu-se a taxa metabólica de todos e descobriu-se que o grupo que reduziu as calorias tinha um metabolismo mais eficiente. Os dados mostram que as calorias passaram a ser queimadas mais facilmente e houve menor estresse oxidativo das células. Como as células precisam de menos oxigênio para produzir energia, acabam se tornando mais eficientes.

Nos meios científicos, isso não chega a ser uma novidade. Os cientistas conhecem o segredo para fazer as cobaias viverem mais do que o normal. Reduzir em 30% as calorias diárias pode fazer um camundongo dobrar seus anos de vida.

Um artigo publicado em janeiro de 2017 na Nature Communications confirmou a associação entre a restrição calórica e uma vida mais longa. Os pesquisadores relataram menos doenças e maior sobrevivência em cerca de 200 macacos com dietas restritas em calorias, acentuando que a restrição é mais efetiva em primatas adultos e velhos do que nos mais jovens. Os resultados sugerem que os benefícios da restrição calórica para a saúde nos macacos são provavelmente equivalentes para a saúde humana. Um macaco vive três anos além do considerado normal. Para os humanos, isso seria viver nove anos a mais, com muito menos risco de sofrer doenças associadas ao envelhecimento, como câncer, Alzheimer e diabetes.

Para conseguir reduzir a quantidade de alimentos que se ingere, é preciso controlar um hormônio chamado grelina. É ele que comunica ao cérebro que temos fome. Mas não é tão simples, porque, quanto menos se come, mais grelina se produz, e isso demora para ser renivelado. Diminuir o nível desse hormônio pode ajudar a emagrecer, mas há um detalhe: você pode ficar um ano em regime e o nível de grelina continuará alto. Essa é uma das razões pelas quais dietas de baixa caloria não funcionam em longo prazo. Nosso corpo simplesmente não se acostuma a isso. A solução é ajudar o corpo com exercícios intensivos, como corrida, musculação ou boxe, para a frequência cardíaca subir até determinado nível.

Dentro da ideia de modulação hormonal, também se usa a leptina para ajudar no processo de redução calórica. A leptina é um hormônio que diz ao cérebro para usar mais calorias e dá o comando para se comer menos. Curiosamente, a leptina é produzida pelas células adiposas, o que significa que, quanto mais gordos somos, mais leptina temos.

Trata-se de um mecanismo natural de controle de peso que deveria evitar a obesidade, só que funciona até certo ponto, porque depois o sistema começa a desenvolver resistência à leptina, ou seja, uma condição em que o cérebro não consegue ler o sinal da leptina.

Independentemente da modulação do hormônio "a" ou "b" para ajudar a ajustar a ingestão calórica e conseguir entender a expectativa de vida, podemos interferir na alimentação. Mudar hábitos alimentares é a melhor e mais fácil maneira de fazer isso.

Aí você poderia me perguntar: "Devo adotar a dieta de Okinawa?". Não recomendo adotar dietas-modelo porque, como disse lá atrás, cada pessoa é única em suas características. Por isso é preciso muito cuidado, muitos exames, antes de qualquer intervenção. Estudos mostram evidências de que o consumo baixo de proteínas pode limitar danos ao corpo; mas isso não quer dizer que ficar sem comer ou ingerir pouca quantidade de alimento lhe trará resultados. Essa ideia pode ser desastrosa.

É fundamental o acompanhamento de um profissional de saúde, seja um nutrólogo, seja um nutricionista, para determinar a nutrição ideal, de acordo com sua história de vida e o funcionamento do seu sistema corporal. Uma dieta que funciona para os moradores de Okinawa, baseada em muitos legumes, frutas, verduras e reduzida em proteínas, pode ser prejudicial para você, que nasceu e cresceu consumindo uma dieta diferente. Muitas vezes essas soluções que parecem simples acabam provocando efeito contrário, por isso é preciso muito cuidado.

O que eu quero que você entenda é que não há fórmula mágica: ainda serão necessários muitos anos de pesquisa para entendermos a importância de cada ingrediente antes de termos uma receita verdadeira para o elixir da juventude. Mas podemos (e devemos) usar o conhecimento que já temos, tanto sobre os hormônios quanto sobre os alimentos, para evitar o envelhecimento precoce, entendendo que esse é, sim, um processo natural do organismo que se dá como se fosse uma doença (alguns cientistas fazem estudos nesse sentido, como expliquei no início), nos "enferrujando" por dentro a partir das células, mas que pode ser retardado com o uso dos hormônios bioidênticos, na mesma proporção que pode ser acelerado por estresse, poluição, exposição ao sol e à toxinas, alimentos industrializados etc.

Uma dieta corretamente administrada mostra que doenças nutricionais, como anemia ferropriva e carência de vitamina A, podem ser causa de problemas como obesidade, hipertensão arterial, diabetes *mellitus*, anorexia nervosa, osteoporose etc. A partir daí, identificam-se quais substâncias benéficas e maléficas estão presentes nos alimentos a que você está acostumado no dia a dia, organizando uma dieta individualizada.

Não adianta mudar a alimentação de um dia para o outro; isso é o que faz os regimes em geral falharem (porque você começa e abandona) e provoca o chamado efeito sanfona (ao iniciar, emagrece; ao parar, engorda). Você está acostumado a comer arroz, feijão, salada e bife, e de um dia para o outro passa a comer sopinha de alface. Não vai dar certo.... Vão faltar nutrientes, a grelina vai disparar, os hormônios todos se descontrolarão, você vai passar mal, com o perigo até de ficar doente.

É preciso ficar claro que a distribuição dos alimentos ao longo do dia, com intervalos entre as refeições, assim como suas escolhas, os alimentos a que está acostumado, têm uma forte influência sobre o que chamamos de "mecanismos de controle da homeostasia".

O Dr. Italo Rachid, presidente do grupo Longevidade Saudável, tem uma explicação bem simples para a homeostase:

"É a estabilidade para que o organismo realize suas funções adequadamente para o equilíbrio do corpo. Nossos corpos são adaptados para enfrentar um meio externo variável: luz, calor, frio etc., mas células são muito menos tolerantes às mudanças. Para evitar ou minimizar os danos causados por essas mudanças, nosso organismo criou e evoluiu diversos mecanismos que mantêm a composição do fluido extracelular, mantendo-o dentro de uma faixa estreita de valores. Esse é o chamado 'meio interno'. Os responsáveis pelo controle da homeostase são o sistema nervoso e as glândulas endócrinas. Por exemplo, quando você está com calor ou fazendo exercícios e aumenta a temperatura do corpo, as glândulas sudoríparas liberam suor e dessa forma o corpo é esfriado. A incapacidade na manutenção da homeostase interrompe a função normal das células e resulta em um estado de doença. E isso tudo é regulado pelos hormônios".

É como se tivéssemos um painel de controle e qualquer alteração que fizéssemos nesse painel, nesse conjunto de respostas que os sistemas do nosso corpo fornece, diante de um desequilíbrio, causasse um resultado diferente, que pode ser uma simples tontura, uma dor ou até uma doença grave. Então, tome muito cuidado.

Uma boa estratégia para "mexer" nesse painel sem causar problemas é cuidar da alimentação. Não seguindo a "dieta da onda", ou a dieta dos Hunza, ou a de Okinawa, mas introduzindo, em sua própria dieta, considerando seu perfil, alimentos ricos em antioxidantes, como as vitaminas A, C e E, os carotenoides, os flavonoides e o selênio, capazes de neutralizar os radicais livres e ajudar o sistema a funcionar da forma como queremos. Esses antioxidantes podem ser encontrados na maioria das frutas, vegetais e grãos, alimentos que contribuem ainda mais para reduzir o risco de inúmeras doenças.

Um modelo de dieta como essa, muito discutido, é a mediterrânea. Caracterizada por abundância de frutas, vegetais, azeite, feijões e grãos, além de quantidades moderadas de peixe e produtos lácteos, tem sido associada a menor incidência de inflamação, melhora da função cognitiva, menor risco de doença de Alzheimer e Parkinson, além de redução da mortalidade por câncer e doenças cardiovasculares. Um artigo publicado em janeiro de 2017 na revista Neurology reportou uma associação entre a adesão a uma dieta mediterrânea e uma maior manutenção do volume cerebral entre indivíduos mais velhos. Os pesquisadores avaliaram pessoas com mais de 70 anos por até seis anos, descobrindo que, quanto menor a adesão a esse tipo de dieta, maior a redução do volume cerebral.

Outra boa estratégia nutricional, que recomendo, por exemplo, aos atletas que atendo, para prevenir e tratar lesões musculares, além de alcançar performance, é uma dieta equilibrada e planejada adequadamente (sempre junto de seu médico e nutricionista), rica em nutrientes. Separei para você cinco alimentos que não podem faltar no plano alimentar dos atletas.

Arroz e feijão

Não é novidade que arroz com feijão é uma combinação simples, barata e certeira. O combo contém todos os aminoácidos essenciais para a síntese de proteínas pelo corpo e, graças ao feijão, é rica em fibras e micronutrientes. Se o arroz for integral, a refeição se torna ainda mais rica em fibras.

Peixes

Salmão, sardinha, anchova e atum são ricos em ômega-3, gordura insaturada que protege o coração, os vasos e o cérebro e tem efeito anti-inflamatório, ajudando o corpo a se recuperar mais facilmente entre as sessões de treino. Claro que você deve preferir as versões grelhada, assada e cozida. O consumo de proteínas por atletas de força pode trazer a eles mais benefícios, com recomendações de 40 g de proteína por refeição do que 20 g.

Brócolis

Estudos da Universidade da Carolina do Sul mostraram que o consumo diário de brócolis reduz a fadiga muscular e o estresse físico, que lesiona articulações e tendões. O vegetal contém, ainda, carotenoides e antioxidantes que combatem os radicais livres do corpo. O brócolis pode conter a chave para abrandar e potencialmente reverter a doença, de acordo com um novo estudo publicado pela Science Translational Medicine, 2016.

O sulforafano, encontrado em vegetais como o brócolis, a couve e o repolho, foi ministrado a pacientes obesos, que melhoraram sua capacidade de controlar os níveis de glicose e reduziram sua produção – dois sintomas de diabetes que podem levar a outros problemas de saúde. O estudo analisou essa substância, que "silencia" a expressão de cerca de 50 genes já conhecidos associados ao diabetes tipo 2.

Atualmente, a principal opção de tratamento para o diabetes é a metformina. Apesar de, em geral, ser bem tolerada, cerca de 30% dos pacientes que a usam desenvolvem efeitos adversos, como náuseas, diarreia e dor abdominal – os quais podem ser combatidos por uma dieta rica em vegetais que contêm sulforafano. O próximo passo da pesquisa é verificar se esses efeitos benéficos também são encontrados em pessoas com pré-diabetes.

Cereja

O suco dessa fruta ajuda a reduzir dores musculares, de acordo com um estudo publicado no British Journal of Sport Medicine. O estudo mostrou resultados mistos sobre inflamações, estresse oxidativo e dores musculares, o que provavelmente se deve a diferenças metodológicas, como modo e intensidade do exercício. No entanto, o aspecto mais importante, do ponto de vista do desempenho atlético, é que a função muscular é consistentemente acelerada nos dias após o exercício extenuante.

Espinafre

Artigos científicos relacionam o consumo do nitrato de sódio (que em nosso corpo age como um vasodilatador após ser convertido em óxido nítrico), presente no espinafre, a uma maior "explosão" muscular. O nutriente ajuda ainda na entrada de mais nutrientes para os músculos, além de eliminar toxinas dos vasos sanguíneos e melhorar a capacidade de gerar energia. Ao aumentar a perfusão sanguínea, esse nutriente promove maior eficiência ao corpo em utilizar oxigênio e a tudo que auxilia no processo de geração de energia, diretamente relacionado à recuperação do atleta.

Um recente estudo publicado no American Journal of Clinical Nutrition em 2017 identificou que o consumo regular de vegetais ricos em nitrato pode reduzir o risco de um infarto fatal. Os vegetais ricos em nitrato, como a alface e o espinafre, auxiliam no processo de "relaxamento" arterial, reduzindo a pressão arterial.

Uma pesquisa avaliou que o consumo regular efetivamente previne eventos isquêmicos fatais. O estudo em questão acompanhou durante quinze anos mais de 1.000 mulheres com aterosclerose (placa de gordura depositada nas artérias) e suas respectivas dietas. O resultado foi que, entre as mulheres com maior e mais regular consumo de alimentos ricos em nitrato, menor foi a chance de um infarto fulminante. Apesar de não provar por si só a causa e o efeito, o estudo mostrou outro dado interessante: as mulheres que mais consumiram alimentos ricos em nitrato tiveram o espessamento da placa na carótida reduzido em comparação com o grupo que consumiu menos. Esses efeitos positivos foram observados com apenas uma porção desses alimentos ao dia.

Se é bom para atletas, imagine para você, que até abrir este livro era sedentário...

Outro padrão de dieta, conhecida como cetogênica ou *keto*, foi adotado por muitos anos nos Estados Unidos para cuidar do diabetes, prolongar a vida de crianças com diabetes tipo 1 e controlar os sintomas do diabetes tipo 2 em adultos, devido à restrição de carboidratos em uma dieta cetogênica (tipicamente ≤ 50 g/dia de carboidrato com mais de 70% de gordura), o qual frequentemente produzia uma melhora clínica rápida e notável. Um estudo publicado em 2020 no Journal of Nutrition evidenciou que a restrição de carboidratos beneficia diversos componentes da síndrome metabólica, importante fator de risco para doença cardiovascular. Uma dieta pobre em carboidratos melhora hiperglicemia, triglicerídeos, colesterol HDL, fenótipo de subclasse de LDL pequeno e denso, lipídios plasmáticos oxidados e esteatose hepática, enquanto uma dieta baixa em gordura pode afetar adversamente alguns desses componentes.

Nesse mesmo artigo, foi evidenciado que efeitos metabólicos de uma dieta cetogênica podem ter relevância especial para a Oncologia. Em muitos cânceres, as células cancerígenas contêm defeitos mitocondriais, tornando-as dependentes da fermentação glicolítica, via de geração de energia ineficiente em comparação com a fosforilação oxidativa. Uma dieta cetogênica visando a esse efeito pode "matar de fome" as células cancerosas sem toxicidade para as células normais, reduzindo as concentrações de glicose no sangue em jejum e pós-prandial. Outros mecanismos favorecidos por essa dieta incluem a secreção reduzida de insulina, *driver* hormonal de alguns tumores, e as próprias cetonas, por meio de ações metabólicas e de sinalização. Como as concentrações de glicose no sangue permanecem na faixa normal baixa e outros combustíveis fermentáveis estão disponíveis (por exemplo, glutamina), não se espera que uma dieta cetogênica cure o câncer como um tratamento independente. Porém, pode atuar sinergicamente com outros tratamentos, como os inibidores da fosfoinositídeo 3-quinase, e ajudar na prevenção e na qualidade de vida desses pacientes.

Outra dica bacana que posso dar é a introdução do própolis na alimentação. Esse é um alimento rico em polifenóis, com excelente capacidade antioxidante e anti-inflamatória. É uma mistura de pólen, cera e resinas vegetais coletadas pelas abelhas por meio de suas enzimas salivares, considerada o melhor método de defesa da natureza. Sua função original é vedar a entrada e as frestas da colmeia, impedindo a entrada de insetos, bactérias e fungos. Além disso, serve para manter a temperatura constante dentro da "casa das abelhas" e desinfetar o alvéolo onde a rainha irá depositar os ovos, além de "mumificar" o invasor que conseguir entrar na colmeia.

Como as abelhas coletam resina de ramos, flores, brotos ou caules, há diversos tipos de própolis, diferentes uns dos outros em propriedades biológicas e químicas, cor e odor. A composição química é formada por diversos itens, mas o que mais tem chamado atenção são os flavonoides e a capacidade antimicrobiana. Há o própolis verde, produzido por abelhas que usam como matéria-prima o alecrim, com o ativo altamente anti-inflamatório denominado artepelin C; e o própolis vermelho, rico em flavonoides lipossolúveis e de alta capacidade antioxidante. Os polifenóis encontrados no própolis são metabolizados pela microbiota intestinal e inibem o crescimento de bactérias, vírus ou fungos nas células intestinais, o que fortalece o sistema imunológico e cria uma barreira de proteção intestinal.

Falando em fortalecimento do sistema imune, outra coisa muito boa para isso e que todo mundo tem em casa é o alho. Descoberto pela humanidade há mais de 6 mil anos, o alho sempre esteve associado à saúde e sempre foi muito valorizado. No antigo Egito, 7 kg de alho davam para comprar um escravo. Mas o tempero não ia para a mesa do faraó, não (aliás, ao longo da história, o alho sempre foi tempero das classes mais baixas; o escritor francês Jean Raspail o apelidou de "cânfora dos pobres"); era ingrediente essencial no alimento dos construtores das pirâmides. Eles consumiam alho para que não adoecessem e a obra não parasse.

E tinham razão. Estudos recentes encontraram no alho mais de 150 efeitos benéficos para a saúde. Seu consumo regular reduz o risco de doenças cardíacas, como infarto e derrame; normaliza o colesterol e a hipertensão arterial; age contra bactérias resistentes a medicações; e protege contra o câncer, em especial de pulmão, próstata e cérebro. Seu princípio ativo principal é o alicin, composto que contém enxofre e lhe dá o cheiro característico, além de oligossacarídeos, flavonoides e proteínas ricas em arginina. Ao esmagar o alho, ativa-se o alicin, cujo efeito terapêutico dura no máximo 1 hora. Portanto, para ativar suas propriedades medicinais, é preciso espremer um novo dente com uma colher antes de engoli-lo ou colocá-lo no seu suco verde. O gosto e o cheiro podem não ser muito agradáveis, mas acredite: vale a pena!

Quero falar mais sobre qual é a "dieta perfeita", mas, antes, que tal uma pausa, correr na cozinha e fazer um chá? Aí vai a receita:

Ingredientes

1 xícara (chá) de água.
1 limão.
1 dente de alho.
Anis estrelado.
Canela em pau.
Cravo.
Mel.

Modo de preparo

Coloque água em uma panela e leve-a ao fogo. Descasque o dente de alho e pique-o em pedaços médios. Corte o limão em quatro e retire a parte branca. Adicione à panela o limão, o alho, o anis estrelado, a canela em pau e três ou quatro cravos.

Deixe ferver por três minutos e, em seguida, desligue, tampe e deixe em infusão por aproximadamente cinco minutos. Coe o alho, retire os pedaços de limão, adoce com mel e sirva ainda quente.

Adicione 10 gotas de própolis!

Muito bem: vamos saber qual é a melhor dieta para nosso corpo? Todo mundo que "briga" com a balança faz sempre a mesma pergunta: qual é a melhor dieta para emagrecer ou ganhar massa muscular?

Todos têm a sua dieta "milagrosa": os amigos, os livros de autoajuda, as redes sociais e até mesmo os profissionais de saúde. Mas, dentre todas as modalidades de dieta (Atkins, South Beach, Zone Diet, Paleo, *low carb*, DASH, ADA, *keto*, entre outras), qual leva a uma maior perda de peso, qualidade de vida e longevidade?

O que a ciência traz de evidência com certeza vai frustrar você: na verdade, *todas* as dietas que vimos no decorrer deste capítulo, quando avaliadas, produzem resultados similares. Quando são avaliados grupos sujeitos a essas diversas estratégias alimentares com condições hipocalóricas (ou seja, menos calorias do que os indivíduos efetivamente necessitariam, de forma a promover perda de peso), de 10% a 15% acabam ganhando peso e de 85% a 90% perdem, mas em intensidades diferentes. Esses estudos avaliaram a perda de peso de diversas dietas comuns em voluntários em um período de três a seis meses e foram publicados em periódicos de grande impacto, como o Journal of the American Medical Association e o New England Journal of Medicine.

Talvez o único dado efetivamente conclusivo dos estudos é que essas mudanças dietéticas, somadas à atividade física, produziram melhores resultados de perda de peso do que a estratégia dietética isolada. A atividade física, mesmo que pouquíssima, produziu efeitos na perda de peso (algo como 26 minutos de atividade física por semana já aumentou em 4,4% a perda de peso).

Afinal, como saber qual é a melhor dieta para nosso corpo? Talvez o erro esteja na forma de fazer a pergunta – o mais certo seria: "Qual é a melhor dieta para que eu tenha saúde?". Podemos concluir que a melhor dieta é aquela à qual você consegue, com maior facilidade, aderir, personalizada conforme seu estilo de vida, rica em nutrientes e que, dependendo da fase de vida ou necessidade do estímulo no momento (emagrecimento, ganho de massa magra, performance atlética e qualidade de vida), produzirá resultados.

10

UMA BRIGA INTERNA

> "Ganha na vida não quem fica guardando as cartas boas, mas sim quem sabe jogá-las."
>
> **Josh Billings**

A terapia ortomolecular (o termo significa "moléculas exatas na quantidade certa") é um modelo de tratamento que busca identificar e proteger o organismo contra a agressão dos radicais livres, equilibrando e restabelecendo as quantidades de nutrientes do organismo, de modo que os radicais livres sejam neutralizados. Esses radicais livres (vamos falar sobre eles mais à frente) dão origem a diversos problemas de saúde, como doenças degenerativas (por exemplo, artrite) e até cânceres, principalmente na chamada terceira idade.

Muito do que falamos até aqui tem a ver com a prática ortomolecular: a reeducação alimentar, substituindo alimentos muito calóricos e pouco nutritivos (como gorduras e açúcares) por alimentos mais saudáveis (vegetais, cereais e carboidratos); ingestão de quantidades adequadas, sem exagero; mudança de hábitos de vida; consumo de alimentos frescos, naturais, integrais e pouco calóricos; além da inclusão de suplementos como vitaminas, aminoácidos etc.

O conceito de tratar a saúde antes que a doença se manifeste, reequilibrando os nutrientes, vem desde a década de 1960 e foi iniciado pelo químico Linus Pauling (1901-1994). Ele é reconhecido como um dos principais químicos do século XX e recebeu dois prêmios Nobel: de Química, em 1954, e da Paz, em 1962. Pauling é considerado o pai da Biologia Molecular, área que introduziu o termo "ortomolecular".

A história começa em 1941, quando Pauling descobriu que sofria de uma doença grave, chamada mal de Bright, a qual afetava seus rins e o levaria à morte. Usando seus conhecimentos de química, Pauling estudou as causas da enfermidade e criou uma dieta pobre em proteínas, com zero sal, e rica em nutrientes, conseguindo sobreviver à doença. A partir de então, ele passou a investigar as causas químicas de outras doenças, incluindo o câncer.

Esses estudos de Pauling deram origem à terapia ortomolecular. A função não é só combater doenças, mas também fortalecer o organismo para que ele tenha as melhores condições de reagir contra as ameaças dessas doenças, colaborando para a melhoria de diversos problemas, como diabetes, menopausa, problemas articulares, estresse e outros.

Como sempre converso com meus pacientes, o tratamento médico convencional visa lidar com os processos degenerativos e os trata somente se os exames já comprovam as doenças – muitas vezes, tarde demais. Com a visão da prática ortomolecular, passamos a analisar o paciente como um todo, e não só por partes. Ou seja, se ele sente dor de cabeça, não vamos só receitar medicamentos para remediar, vamos também investigar as raízes do problema, as possíveis causas, para tratarmos de maneira efetiva. Como sempre digo, não se trata de ver seu paciente prestes a cair do penhasco, caminhando de costas, e não fazer nada; é preciso entender que o fim está próximo e precisamos parar, afinal, depois que caímos, não há nada a fazer. Os médicos que adotam essa visão proporcionam conhecimento e ensinam medidas específicas a serem realizadas o mais rápido possível, para prolongar a vida, a vitalidade e o bem-estar. E o que é melhor, tudo isso aliado ao tratamento convencional.

Sabendo que o envelhecimento biológico é um processo que se inicia no nascimento e continua até a morte, e que esse processo afeta gradativamente a fisiologia do organismo, exercendo impacto na capacidade funcional da pessoa até torná-la mais suscetível às doenças crônicas, podemos atuar de forma decisiva no sentido de preservar a saúde.

Uma das variáveis mais importantes para a manutenção e o desenvolvimento celular é o nível de oxigênio. As flutuações nesse nível afetam o crescimento celular, resultando na produção de radicais livres. Essas alterações progressivas, que começam nas células, distendem-se para os tecidos e órgãos, gerando um estresse oxidativo – é esse processo que desencadeia o envelhecimento.

Podemos dizer que, dentro de todos nós, o tempo todo existe uma grande batalha sendo travada. Para você entender: o corpo humano – como tudo, aliás – é composto de diferentes tipos de células, cada qual feita de diferentes tipos de moléculas. Essas moléculas são formadas por átomos ligados entre si, constituídos por núcleos, nêutrons, prótons e elétrons.

As moléculas ficam estáveis quando o número de prótons (carga positiva) é igual ao número de elétrons (carga negativa). Se por algum motivo a molécula perde elétrons, ocorre um desequilíbrio de cargas, e surge o que chamamos de radical livre.

O radical livre é nosso inimigo, portanto, uma molécula instável, que rouba energia da molécula vizinha, que por sua vez faz o mesmo com outra, desencadeando uma enorme reação em cadeia, que finalmente resulta na morte da célula. É assim que envelhecemos; um processo que começa em nível celular, mas só passa a ser percebido quando o conjunto de fatores resultantes desse "enferrujamento" aparecer em todo o sistema: você começa a sentir dores, deficiências, desenvolve doenças, o rosto enruga etc.

Essa oxidação celular, portanto, é a chave para o tratamento das doenças neurodegenerativas e associadas ao envelhecimento cerebral relacionadas à idade. Por aí você vê que a formação de radicais livres é um processo natural em nosso organismo e, na maioria das vezes, pode ser até benéfico. Por exemplo, muitas vezes as células do nosso sistema imunológico criam os radicais livres para combater vírus e bactérias. Até mesmo a nossa respiração os gera: 95% do oxigênio que respiramos é neutralizado pela cadeia respiratória celular, e os 5% restantes são transformados nos radicais livres.

Como já disse, o problema é quando esse inimigo entra em desequilíbrio e passa a estar mais presente em nosso organismo. Para neutralizar os efeitos negativos, temos como nossos aliados os antioxidantes, que podem torná-los inofensivos. Um antioxidante é qualquer substância que possa liberar um elétron para um radical livre e compensar o elétron desemparelhado, o que neutraliza esse radical livre. Saiba que nosso corpo gera três grandes sistemas defensivos antioxidantes: o superóxido dismutase, a catalase e a glutationa peroxidase. Não quero que você decore esses nomes, mas perceba que contamos com um sistema natural em nossa defesa.

Outro exemplo: a prática de exercícios físicos está diretamente ligada à saúde de nosso corpo, mas é altamente produtora de radicais livres. Como isso se dá? Quando fazemos exercícios intensos, há um grande aumento no consumo de oxigênio no corpo, e esse enorme bombeamento de oxigênio desencadeia a liberação de radicais livres. Além dos exercícios, se você come mal, tem uma dieta pobre em nutrientes, fuma, consome bebidas alcoólicas, vive em um meio ambiente ruim, com poluição, radiação, agrotóxicos etc., você colabora como inimigo e tem muito mais chances de seu corpo produzir muito mais radicais livres do que o normal.

O problema não é exatamente a produção de radicais livres, porque o corpo os libera e eles são processados e eliminados naturalmente pelo organismo, mesmo em excesso. O problema é que os danos produzidos pelos radicais livres são cumulativos ao longo dos anos, assim como os efeitos de uma insolação sobre a pele. E é esse acúmulo, que chamamos de estresse oxidativo, que provoca o envelhecimento precoce e as doenças cardiovasculares, além de câncer, diabetes, distúrbios neurológicos, como o mal de Parkinson, catarata, artrite e tudo aquilo que você já conhece, resultado do "enferrujamento" celular, o qual leva à morte.

Sabemos também da "deficiência do oxigênio", quando a diminuição do aporte de oxigênio aos tecidos, que se dá pelo crítico aumento das necessidades de oxigênio pelos tecidos ou pela combinação de ambos, é fator desencadeador de doenças na velhice. Esse fato ocorre porque a saturação de oxigênio não tem pressão adequada para transferir esse oxigênio às células, causando um déficit nessa transferência e na utilização do oxigênio pelas células.

Podemos dizer que o equilíbrio é a chave para vencermos essa batalha. Devemos manter a nossa defensiva e ofensiva equiparadas. Para vencermos, nosso corpo precisa estar sempre armado com mais antioxidantes do que radicais livres. Esse tratamento, essencialmente preventivo (tratamos a saúde, e não só a doença), concentra-se na reabilitação celular, ou seja, no restabelecimento do equilíbrio químico do organismo.

Resumidamente, a ação da prática ortomolecular promove a saúde de três formas:

1. **Ação preventiva:** combate os distúrbios metabólicos da obesidade, de doenças cardiovasculares, reumáticas, problemas ginecológicos (na mulher) e urológicos (no homem), distúrbios hepáticos, neurológicos, imunológicos, pulmonares, doenças oxidativas e até previne câncer.

2. **Ação de contenção (quando a doença já se manifestou):** tratamento da obesidade, do envelhecimento precoce, da fadiga crônica, dos transtornos e da diminuição da memória, da depressão, da diminuição da libido feminina e masculina, bem como da disfunção erétil; tratamento de sarcopenia, osteoporose e osteopenia, baixa imunidade, dores nas articulações, problemas circulatórios, tensão pré-menstrual (TPM) etc.

3. **Ação de combate:** quando as doenças degenerativas já se instalaram, causando dores musculares e articulares, distúrbios alimentares, da memória, do metabolismo, falta de vitaminas, desequilíbrios hormonais, osteoporose e assim por diante.

A terapia promove a reabilitação celular, restabelecendo o equilíbrio químico, por meio de substâncias e elementos naturais como vitaminas, minerais, aminoácidos, probióticos, enzimas etc., os quais permitem um reequilíbrio bioquímico, nutrindo corretamente as células e todos os tecidos e órgãos do corpo, neutralizando os efeitos tóxicos e melhorando a qualidade de vida. Além do reequilíbrio químico, a prática ortomolecular promove, como vimos, a reeducação alimentar, unindo alimentação saudável (com suplementação, se preciso), mudança comportamental e emocional e atividades físicas.

Diversos alimentos estabilizam a homeostase, evitando a liberação dos radicais livres, e atuam como um antídoto, ajudando a prevenir danos nas células; porém, para que tenham essa função, é preciso cuidado com a maneira com que esse alimento é preparado, porque muitas de suas propriedades nutricionais podem se perder. Por exemplo: algumas vitaminas antioxidantes (particularmente a vitamina C) são destruídas quando cozidas em água fervente (portanto, dê sempre preferência a cozinhar os alimentos no vapor ou a comê-los crus).

Entretanto — e nisso seu médico pode ajudar —, o avanço da ciência colocou ao nosso alcance todas essas substâncias antioxidantes na forma de cápsulas ou suplementação por meio da via injetável, a mais recomendada em alguns casos. Hoje em dia já é possível complementarmos a nossa alimentação normal com produtos específicos, que têm a função de combater os radicais livres do nosso organismo, prevenindo assim doenças e o envelhecimento precoce.

Tudo isso leva em consideração fatores genéticos que afetam não só as características físicas das pessoas, mas também todo o sistema. Isso é o que determina o modo de envelhecimento e a predisposição a doenças como aterosclerose, câncer, esquizofrenia ou depressão. Partindo desse pressuposto e do perfil genético, podemos propor mudanças para uma vida mais saudável, que permita um envelhecimento mais ativo, saudável e com qualidade.

Então, veja que se trata de um modelo de Medicina que reúne todos os campos, em todos os aspectos, por isso também é chamada de integrativa. O resultado de um tratamento assim não poderia ser diferente: mais disposição e melhora na função sexual, cabelos mais saudáveis, memória ativa, melhora na função cardiovascular, perda de peso, melhora no aspecto da pele e favorecimento da longevidade.

De qualquer forma, consumindo o alimento *in natura* ou as substâncias importantes para nosso organismo, sintetizadas em cápsulas, a estratégia ortomolecular atua no sentido de prevenir doenças, manter a saúde e o bem-estar físico-mental, social e emocional.

Seu médico ortomolecular pode ajudá-lo, valorizando as mudanças de hábitos que vão diminuir o excesso de radicais livres, evitando exposições ao sol em horários inadequados, eliminando o hábito de fumar, reduzindo o consumo de gorduras ruins e eliminando ou reduzindo frituras neutralizando o estresse e priorizando uma filosofia de vida *"relax"*, com atividade física constante e adequada e uma alimentação saudável.

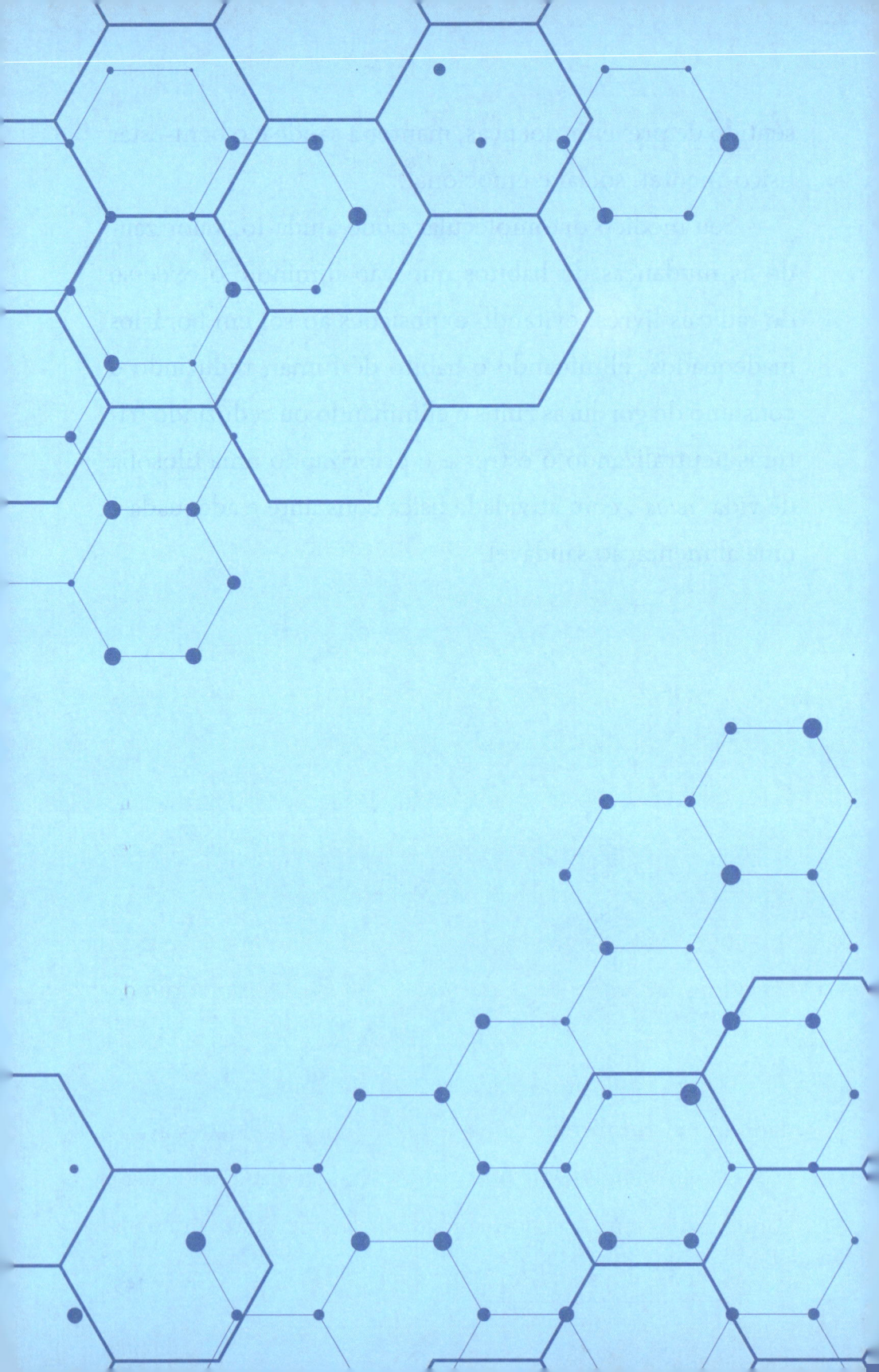

11

PROJETO VIDA ATIVA

> "A chave do envelhecimento bem-sucedido parece estar em garantir um estilo de vida ativo."
>
> **(Autor desconhecido)**

Para a maioria das pessoas, antes da morte vêm a velhice e a doença. Isso seria o curso natural da vida. Você nasce, cresce, envelhece, adoece e morre. Nesse intervalo, você se casa, tem filhos e trabalha. Mas e se eu disser que a vida pode ser muito mais que isso e que envelhecer não é sinônimo de adoecer nem necessariamente precede a morte?

Tudo o que nós conversamos até aqui já deve ter lhe dado um vislumbre de que é possível chegar a idades avançadas (e a ciência tem permitido avançar cada vez mais) com saúde, sem as comorbidades consideradas "normais da velhice". Alimentação saudável visando à contenção dos radicais livres, reposição hormonal independentemente da idade e do sexo da pessoa, enfim, as possibilidades são muitas e, uma vez associadas, potencializam a possibilidade de se viver bem e com qualidade pelo tempo que for.

Mas, aliado a isso tudo, há outra fórmula que pode ajudar você a ter um envelhecimento saudável. E o melhor: de graça! Basta abandonar o que chamamos de "comportamento de alto risco": dieta rica em gorduras ruins, abuso de drogas e álcool, estresse elevado e sedentarismo.

O sedentarismo é o "mal do século", uma das causas da epidemia mundial de obesidade que afeta pessoas independentemente de condições econômicas e sociais, raça e religião. Segundo a OMS, a obesidade já é um dos maiores problemas de saúde pública do mundo e deve chegar, até 2025, a afetar 3 bilhões de pessoas, classificadas como obesas ou com excesso de peso. Para você ter noção do que estamos falando e do tamanho da tragédia, 3 bilhões de pessoas corresponde a duas vezes a população da China somada a toda a população brasileira.

A obesidade, quando não tratada, pode desenvolver diversos outros problemas no organismo, que levam a complicações no sistema respiratório, doenças cardiovasculares e problemas nos ossos e nos músculos, além de alterações hormonais. Veja alguns exemplos:

Doenças do coração: o coração é o órgão que mais sofre com a obesidade e, estando comprometido, surgem os principais problemas: hipertensão arterial (também chamada de pressão alta), arritmia cardíaca, doença arterial coronariana, infarto agudo do miocárdio e acidente vascular cerebral, mais conhecido como AVC.

Doenças respiratórias: devido ao excesso de gordura na região do pescoço, as vias aéreas podem ficar mais comprimidas, e, consequentemente, a respiração fica comprometida. Asma, apneia do sono e hipertensão pulmonar são alguns dos problemas que podem surgir.

Doenças nos músculos e nos ossos: os problemas que aparecem na estrutura óssea, nas articulações e no tecido muscular são bastante comuns e podem surgir de forma numerosa por causa da sobrecarga de obesidade. As articulações dos joelhos, dos tornozelos e dos quadris em geral ficam bastante comprometidas, assim como a coluna vertebral. Além disso, doenças como síndrome do túnel do carpo e gota (excesso de ácido úrico na urina) são comuns.

Diabetes tipo 2: essa nem precisa chegar à obesidade mórbida para ser nociva; se a pessoa gosta muito de comer doces ou carboidratos simples, às vezes nem precisa chegar a pesos extremos. Se você tiver predisposição genética a diabetes tipo 2, ela pode aparecer muito cedo. É uma doença ocasionada por altos níveis de glicose no sangue, podendo resultar em outras doenças no coração e nos rins, levando até mesmo à cegueira.

Depressão: coloquei essa doença aqui para você ver que os problemas causados pela obesidade não são apenas físicos. Ela pode, e com frequência, causar transtornos psiquiátricos, levando a problemas de autoestima, insegurança, desânimo e tristeza, afetando também a saúde mental.

Para prevenir ou combater a obesidade, é fundamental ficar atento ao índice de massa corporal (IMC), além de mudar o estilo de vida. Na infância ou na vida adulta, os principais fatores de risco para desenvolver o problema são a falta de atividade física (ou sedentarismo) e uma dieta desregrada. Para saber se está acima do peso ou se já cruzou a linha da obesidade, você precisa calcular seu IMC. Por ele você pode saber o seu peso adequado, fazendo uma relação entre a massa corpórea e a altura. É óbvio que se trata de uma estimativa, que serve apenas de base para sabermos em linhas gerais em que situação estamos. Não mede diretamente a gordura corporal, por não contemplar a estrutura óssea, massa magra, massa gorda, líquidos, nada. Essas medições são importantes quando se faz um trabalho mais completo, traçando seu perfil.

Por ora, sabendo em que faixa se está, já dá para tomar algumas providências. O excesso de peso é diagnosticado quando o IMC é igual ou superior a 25 kg/m^2, enquanto a obesidade é diagnosticada com valor de IMC igual ou superior a 30 kg/m². Esses critérios são utilizados pelo Ministério da Saúde, para a realização da Pesquisa de Vigilância de Fatores de Risco e Proteção para Doenças Crônicas por Inquérito Telefônico (Vigitel), feita anualmente em todo o Brasil. A conta é assim: divide-se o peso (em kg) pela altura (em m) ao quadrado.

> IMC = peso (kg) / altura (m) x altura (m)

Por exemplo, se você pesa 80 kg e mede 1,68 cm de altura, o seu IMC é 28,3 e o diagnóstico é de excesso de peso. O seu peso ideal, nesse caso, está na faixa de 52,2 kg a 70,3 kg.

Esteja acima ou abaixo do resultado ideal (no exemplo acima, se pesa entre 52 e 70 kg, você está bem), cada resultado ajuda a indicar necessidades do seu corpo, mas não é motivo para desespero. Claro, se estiver fora da faixa ideal, você deve se preocupar, porém não tome atitudes por sua própria conta. Busque sempre um profissional para lhe fornecer as orientações adequadas, de modo a alcançar resultados saudáveis e de maneira segura.

A OMS fornece alguns parâmetros que podem nos guiar nesse campo.

IMC < 18,5: o peso está abaixo do normal, e é preciso examinar para verificar se há algum problema de saúde.

Entre 18,5 e 24,9: é a faixa ideal, considerada pela OMS como dentro da normalidade. Mesmo assim é bom cuidar, porque pode haver acúmulo de gordura interna, principalmente na barriga.

Entre 25 e 29,9: aqui, deve-se acender o sinal de alerta. Você já está com excesso de peso, no que a OMS considera pré-obesidade. Nessa faixa é imprescindível consultar um médico, porque mesmo que você não sinta já pode estar desenvolvendo hipertensão, colesterol alto, diabetes tipo 2 etc., doenças traiçoeiras, geralmente assintomáticas. Muita gente morre ou vai parar no hospital porque a pressão alcançou índices estratosféricos, e a pessoa diz que não estava sentindo nada. Como as pessoas estão acostumadas à Medicina antiga, que trata da doença e não da saúde, se você não sente nada, então não tem nada, e, quando sentir, já será tarde.

Pessoas que têm alto índice de massa muscular (que é mais pesada do que a gordura), podem se encaixar nessa categoria (excesso de peso) ao calcularem o IMC, enquanto a antropometria demonstra algo diferente; por isso, esse não é o melhor método de avaliação para pessoas mais condicionadas.

Entre 30 e 34,9: esse índice indica o que chamamos de obesidade grau 1. Aqui, o risco de doenças como diabetes, pressão alta, infarto do miocárdio e diversos tipos de cânceres é total.

Entre 35 e 39,9: obesidade grau 2. Pode correr para o médico, porque a situação é grave.

IMC a partir de 40 é a chamada obesidade mórbida ou grau 3. Aqui os problemas já estão instalados e são extremamente graves. Você precisa urgentemente de tratamento médico. Inclusive é indicada uma gastroplastia, popularmente conhecida como cirurgia bariátrica.

Falando em "bariátrica" – as pessoas falam até com certa intimidade –, há um modismo perigoso acontecendo no Brasil que precisa ser contido. Tem muita gente deixando o corpo chegar a um nível extremo, pensando que a cirurgia resolve tudo. Não resolve. Essa é uma intervenção perigosa (você corre sério risco de morrer, tanto durante, como após a cirurgia) e feita meio que no desespero, quando a pessoa já dobrou o famoso "Cabo da Boa Esperança" (a expressão vem da época dos navegadores – o cabo em questão fica no extremo sul do continente africano, e cruzá-lo era extremamente difícil, significando que se estava mais perto da morte do que da vida).

Para você entender, há dois tipos básicos de cirurgia bariátricas: a restritiva, que diminui o tamanho do estômago – há várias técnicas, desde a colocação de balões até a redução do estômago em si; e a mista, na qual se realizam a redução do tamanho do estômago e um desvio do trânsito intestinal, o que obriga a pessoa a comer menos e a diminuir a absorção dos alimentos. A mista tem outra divisão, que é o modelo disabsortivo, mas esse é muito técnico para ser explicado aqui.

O que quero que você entenda é o perigo que essa cirurgia representa para a saúde. É claro que, para a maioria dos pacientes, a bariátrica – além de levar a uma grande perda de peso – traz benefícios no tratamento de todas as outras doenças relacionadas à obesidade. É possível uma melhora importante ou mesmo a remissão do diabetes, controle da pressão arterial, dos lipídios sanguíneos, dos níveis de ácido úrico, alívio das dores articulares etc.

Entretanto, a pessoa vai precisar ser acompanhada por médicos e nutricionistas pelo resto da vida, para receber orientações específicas para a elaboração de uma dieta adequada e evitar complicações nutricionais, como anemias por deficiência de ferro, de vitamina B12 e/ou de ácido fólico, deficiência de vitamina D e cálcio e até mesmo desnutrição. As reposições de vitaminas devem ser feitas após a cirurgia e mantidas por tempo indeterminado. Não se pode esquecer da diarreia crônica, que é comum. E tem mais: se a pessoa estiver muito acima do peso, com certeza vai precisar fazer uma cirurgia plástica (às vezes várias) para retirar o excesso de pele.

Agora me diga, sabendo de todas essas complicações, não é mais fácil fazer uma reeducação alimentar e exercícios físicos? Você perde peso, estimula a saúde e o seu corpo reabsorve tudo, inclusive o excesso de pele. Sem contar que a atividade física é determinante para o sucesso do processo do envelhecimento saudável. Se quer envelhecer bem, precisa evitar o comportamento de alto risco urgentemente. A saúde só pode ser promovida ou mantida evitando-se os comportamentos de alto risco, diminuindo, consequentemente, o risco de doença prematura e a morte precoce.

Estima-se que cerca de 5,3 milhões de mortes sejam causadas anualmente pelo sedentarismo em todo o mundo. É mais ou menos como exterminar as populações de Brasília (3 milhões) e Manaus (2,3 milhões) juntas, todos os anos. É uma situação absurda, principalmente porque é fácil de ser resolvida: basta cada um fazer 150 minutos de atividade física por semana. Veja bem: duas horas e meia de exercícios por semana! Ou 30 minutos de atividade física em cinco dos sete dias por semana.

A relação entre saúde e prática de atividade física é tida como positiva pelos maiores pesquisadores da área. Atua na prevenção de doenças e na manutenção e recuperação da saúde do indivíduo em todas as faixas etárias. A prática da atividade física regular leva a inúmeras respostas fisiológicas favoráveis que contribuem tanto para o envelhecimento saudável quanto para a desaceleração do declínio funcional.

Também não é para largar o livro e sair correndo. Pessoas sedentárias devem começar lentamente, aumentando pouco a pouco a intensidade e a duração dos exercícios. Como disse várias vezes: é recomendável, antes, procurar a ajuda e a orientação de um profissional de saúde. Um bom médico possivelmente irá seguir essas duas sugestões que faço a todos os praticantes de atividade física: um ecocardiograma e um teste ergométrico, para, então, uma avaliação cardiológica prévia.

Para começar, recomendo buscar a modalidade de exercício físico de que você mais gosta e começar de forma lenta e gradual. Qualquer movimento corporal, independente da intensidade, deve visar, no início, aprimorar a aptidão física. O treinamento de exercícios aeróbicos deve ser realizado pelo menos em intensidade moderada, para benefícios ideais à saúde. Para quem não sabe onde encontrar, uma das opções iniciais é sair da inércia, ou seja, fazer uma caminhada. Esse é um dos exercícios mais fáceis, pois não exige habilidade, é barato, pode ser feito praticamente a qualquer hora do dia, não tem restrição de idade e pode ser feito dentro de casa, caso tenha uma esteira. E, se você não pratica nenhum tipo de esporte, comece caminhando apenas dez minutos por dia, e já vai sentir os efeitos.

Como mencionei anteriormente e reforço, saúde não é só ausência de doenças. O Dicionário Aurélio demonstra o real conceito:

> 1. Estado do organismo que está em equilíbrio com o ambiente, mantendo as condições necessárias para dar continuidade à vida.
> 2. Estado habitual de equilíbrio mental, físico e psicológico.
> 3. Condição de são, de quem está saudável: boa saúde.
> 4. Demonstração de força; vigor, robustez.

Acredito muito que o conceito de demonstração de força, vigor e robustez é algo que só conquistamos quando colocamos nosso corpo em movimento. Conforme a própria OMS comprova e apoia, tudo isso favorecerá a nós, seres humanos, para um melhor condicionamento físico, capaz de realizar trabalhos musculares de forma satisfatória, promovendo a eficiência cardiorrespiratória, uma composição corporal ideal para o organismo, e condicionando a nossa musculatura esquelética para a manutenção das nossas atividades.

Posso considerar que, para o desenvolvimento do condicionamento físico, precisamos desenvolver dez capacidades básicas para a promoção da qualidade de vida. Todos os praticantes de atividade física devem trabalhá-las para promover a saúde e melhorias neurológicas para o envelhecimento. Essas dez capacidades são:

1. **Resistência cardiorrespiratória:** capacidade dos sistemas corporais de coletar, processar e transportar oxigênio.
2. **Resistência muscular:** capacidade dos sistemas corporais de processar, transportar, armazenar e utilizar energia.
3. **Força:** capacidade de uma unidade muscular, ou uma combinação de unidades musculares, de aplicar força.
4. **Flexibilidade:** capacidade de maximizar a amplitude de movimento em uma determinada articulação.
5. **Potência:** capacidade de uma unidade muscular, ou da combinação de unidades musculares, de aplicar força máxima em tempo mínimo.
6. **Velocidade:** capacidade de minimizar o ciclo de tempo de um movimento repetido.
7. **Coordenação:** capacidade de combinar diversos padrões de movimentação distintos em um único movimento distinto.

8. **Agilidade:** capacidade de minimizar o tempo de transição de um padrão de movimentação para outro.
9. **Equilíbrio:** capacidade de controlar o posicionamento do centro de gravidade do corpo em relação à sua base de apoio.
10. **Precisão:** capacidade de controlar os movimentos em uma certa direção ou com uma certa intensidade.

Você deve estar pensando: doutor, não quero ser atleta, não preciso desenvolver todas essas capacidades. A resposta para isso é clara: isso não envolve só atletas, envolve a todos. Por exemplo, muitas vezes saímos do supermercado ou vemos várias pessoas saindo de lá segurando muitas sacolas distribuídas nas mãos, autonomia que, se não tivermos condicionamento físico, não conseguiremos desenvolver. Para piorar, imagine que, ao sair do supermercado com as sacolas em direção ao seu carro, começa a chover. Mais uma vez, você vai precisar ter condicionamento físico para percorrer uma distância, no menor tempo possível, carregando peso. Ou imagine que você tenha dois filhos pequenos e precise carregar essas duas crianças nos braços para a escola, além de material escolar, lancheira e tal... Fazer "malabarismos" para concluir a tarefa, sem condicionamento físico, pode ser desastroso.

Os adultos mais velhos variam em aptidão e habilidades físicas, e alguns se envolvem em atividades esportivas competitivas, enquanto outros limitam-se pelos efeitos de doenças crônicas ou inatividade. Dadas as diferenças nas capacidades físicas dentro dessa faixa etária, as respostas ao exercício por aqueles de mesma idade cronológica podem diferir muito, embora os efeitos do envelhecimento cronológico e do descondicionamento estejam comumente interligados. Enquanto ainda não se descobre um meio de retroceder no tempo, o envelhecimento cronológico é inevitável; no entanto, evitar o efeito de declínios relacionados à idade promovendo atividade física é fundamental para obter saúde e bem-estar ao longo da vida.

Depois desses fatos, você deve ainda estar se perguntando: qual seria, então, o melhor exercício físico a ser feito para alcançar a longevidade?

Acredito e entendo que o exercício físico, para desenvolvermos autonomia, deve conter o padrão natural do corpo, o padrão que está em nosso DNA. Esses exercícios devem envolver movimentos universais como correr, sentar e pular, e ir do centro do corpo para as extremidades, com movimentos multiarticulares que promovam um padrão de segurança. Por isso recomendo exercícios funcionais com pesos resistidos e o famoso crossfit.

O fundador do crossfit, Greg Glassmon, descreve que o conceito de exercício funcional nada mais é que "a capacidade funcional do corpo humano de carregar cargas pesadas, em longas distâncias, rapidamente". Se olharmos com atenção para essa definição, estaremos, ao nos exercitar, buscando encontrar nossa potência, afinal a fórmula para isso é:

$$\frac{\text{Força} \times \text{Distância}}{\text{Tempo}} = \text{Potência}$$

Precisamos sempre encontrar a potência dos nossos exercícios para podermos comparar os resultados e verificar a evolução do nosso corpo e a forma de mensurar a capacidade na maior quantidade de exercícios possíveis.

A partir de 2010, as recomendações básicas para a prescrição de exercícios tanto para indivíduos jovens quanto para idosos permaneceram relativamente constantes. A principal mudança perceptível foi um incentivo para a inclusão de treinamento intervalado de alta intensidade (HIIT, muito presente em aulas de crossfit), para atender às recomendações de exercícios aeróbicos, já que evidências crescentes apoiam o HIIT em muitas formas diferentes para adultos mais velhos. Quando uma combinação de treinamento aeróbico e de resistência é incorporada a um regime de HIIT, normalmente denominado HIIT multimodal, também pode melhorar a força e a potência muscular. Na verdade, o HIIT pode ser até mais eficaz do que o exercício aeróbico contínuo de intensidade moderada para melhorar os resultados clínicos e diminuir o percentual de gordura corporal em adultos mais velhos. Além disso, o HIIT pode diminuir o tempo gasto em exercícios, o que pode torná-lo mais atraente para muitos adultos mais velhos.

Além do HIIT para ganhos aeróbicos e de força, a ideia geral de exercícios vigorosos em adultos mais velhos é agora mais aceita do que nunca. Claro, como acontece com qualquer população ou indivíduo, a triagem de eventos indesejáveis deve sempre ocorrer antes de se iniciar um programa de exercícios ou antes de aumentar a intensidade do exercício. No entanto, uma vez liberado para o exercício, a intensidade deve ser uma questão de escolha. Ela é individual, e cada um personaliza a sua. Fazer um teste de esforço para saber quais são as zonas aeróbicas auxilia no controle da frequência cardíaca durante o exercício. No exercício aeróbico, o indivíduo deve manter a frequência cardíaca de treinamento entre 50% e 75% da frequência cardíaca máxima alcançada no exame. Caso você, por algum motivo, não consiga fazer o exame para identificar sua frequência máxima, podemos estimar por um cálculo, conforme o American College of Sports Medicine (ACSM). O valor é estimado subtraindo-se de 220 sua idade; por exemplo, se tem 40 anos, teoricamente sua frequência cardíaca máxima é de 180, e os valores de treinamento nesse caso ficariam entre 90 e 135 batimentos por minuto.

Essa condição é muito importante, pois validará o exercício funcional e permitirá que os praticantes de atividade física, quando bem orientados nos exercícios, na nutrição e promovendo os cuidados necessários à saúde, como vimos aqui, saiam de um estado de doença para a melhoria de um bem-estar e, posteriormente, um condicionamento físico invejável, como demonstra a imagem a seguir.

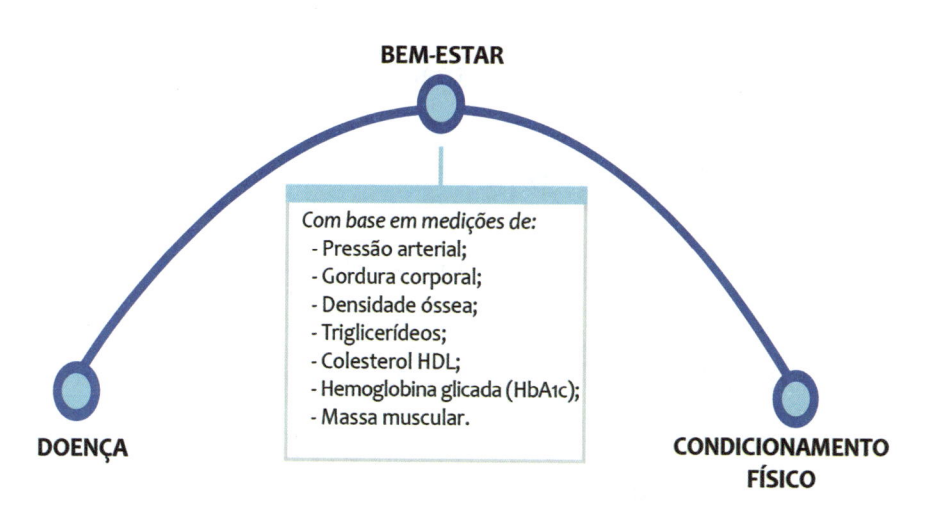

BEM-ESTAR

Com base em medições de:
- Pressão arterial;
- Gordura corporal;
- Densidade óssea;
- Triglicerídeos;
- Colesterol HDL;
- Hemoglobina glicada (HbA1c);
- Massa muscular.

DOENÇA **CONDICIONAMENTO FÍSICO**

A prática regular de exercício físico tem sido reconhecida como uma alternativa não medicamentosa ao tratamento e à prevenção de doenças crônico-degenerativas.

Promove saúde e uma sensação de bem-estar com benefícios evidentes tanto na esfera física quanto na cognitiva, proporciona o controle dos níveis de ansiedade e estresse, a redução dos estados depressivos, a melhora do estado do humor e relaciona o aumento das endorfinas circulantes durante e após o exercício, o sentimento de euforia, a redução de ansiedade, tensão, raiva e confusão mental. Além da redução do risco de doenças, um estilo de vida fisicamente ativo possibilita que as atividades de vida diária sejam realizadas com maior facilidade. Manter a independência não só é altamente desejado pelos idosos, como também permite que os adultos envelheçam bem, o que é muito mais econômico do que envelhecer em uma casa de repouso. Conheça a seguir os principais benefícios.

Beneficia a memória

De acordo com um estudo publicado no *site* do Proceedings of the National Academy of Sciences, algumas partes do cérebro podem ser fortalecidas com atividades aeróbicas, como caminhadas, para prevenir falhas de memória em idades avançadas. A pesquisa foi realizada com 120 adultos na faixa de 55 a 80 anos. Os participantes que caminharam por 40 minutos, três vezes por semana, aumentaram o volume do hipocampo em 2,12%

na região esquerda e 1,97% na região direita, o que faz o "relógio" biológico regredir dois anos no tempo. O hipocampo é justamente a região do cérebro responsável pela memória. Isso significa que o simples ato de caminhar algumas vezes por semana ajuda a melhorar sua função cerebral, sem contar que previne o Alzheimer e a demência em idades avançadas, ajudando a manter a mente ativa.

Combate a depressão

Estudos mostram que, enquanto os medicamentos antidepressivos reduzem os sintomas da depressão mais rapidamente, o exercício constante – como a própria caminhada – é mais eficiente em longo prazo. E mais: após 16 semanas, não há diferenças significativas nas taxas de depressão entre grupos que usam medicamentos e os que caminham. Depois de 10 meses, aqueles que se exercitaram sem medicação apresentaram taxas significantemente menores de depressão que os outros dois grupos. Sem contar que, mesmo sem estar deprimido, caminhar pode melhorar o seu humor e estimular a criatividade.

O isolamento social aumenta a morbimortalidade em adultos mais velhos, conforme muitas pesquisas comprovaram. Em contraste, a atividade física mostrou melhorar o ambiente social dos idosos. Descobriu-se que idosos fisicamente ativos têm melhor suporte emocional do que outras pessoas, bem como maior envolvimento em atividades sociais. Outra pesquisa mostrou que adultos mais velhos fisicamente ativos também estavam mais satisfeitos em seus relacionamentos com seus amigos, familiares e vizinhos, bem como mais propensos a se integrar em grupos sociais dentro da comunidade.

Previne doenças cardiovasculares

Segundo um estudo do Lawrence Berkeley National Laboratory, dos Estados Unidos, uma caminhada moderada é tão eficiente quanto uma corrida para o sistema cardiovascular. O exercício físico fortalece os músculos do coração e relaxa os vasos, diminuindo a pressão e ajudando na prevenção de derrames e infartos. A caminhada faz que as válvulas do coração trabalhem mais, melhorando a circulação de hemoglobina A e a oxigenação do corpo. No artigo *Conceitos da atividade física e saúde*, o professor Luiz Augusto da Silva evidenciou que o exercício físico de alta intensidade previne recorrências e melhora o prognóstico de indivíduos que sofreram infarto agudo do miocárdio. Relata-se, também, que os exercícios aeróbicos aumentam a força e a resistência do músculo cardíaco afetado e promovem uma ação anti-inflamatória sobre esse mesmo músculo, o qual apresenta ótima recuperação com o tempo.

Melhora a circulação

Um estudo feito pela USP de Ribeirão Preto provou que caminhar durante cerca de 40 minutos é capaz de reduzir a pressão arterial durante 24 horas após o término do exercício. Isso porque, durante a prática, o fluxo de sangue aumenta, levando os vasos sanguíneos a se expandir, diminuindo a pressão. O exercício físico de alta intensidade desencadeia adaptações como hipertrofia ventricular esquerda e aumento de capacidades físicas como o volume máximo de oxigênio (VO_2max), culminando em uma regulação da pressão arterial em decorrência de um melhor condicionamento.

Controla o colesterol

Um artigo publicado em 2015 evidenciou que o exercício físico de alta intensidade pode atuar na prevenção do aumento do LDL (colesterol ruim) e colaborar para uma maior oxidação, favorecendo a mobilização de triglicerídeos e reduzindo a deposição de colesterol nos vasos. Para quem caminha frequentemente, a possibilidade de ter altos níveis de colesterol ruim diminui em 4,3%, sem contar que o hábito estimula a produção do colesterol bom, o HDL.

Controla o diabetes

Devido à maior circulação de sangue nos órgãos e ao estímulo de atividades do pâncreas e do fígado, as atividades físicas auxiliam também quem sofre de diabetes. O exercício é caracterizado pelo aumento da sensibilidade dos receptores de insulina e pela redução dos níveis de glicose, ajudando a ação da insulina no corpo. O exercício físico de alta intensidade proporciona importantes mudanças na homeostasia da glicose, podendo diminuir os níveis sanguíneos em pessoas diabéticas.

Melhora a qualidade do sono

Caminhar aumenta os níveis de serotonina, o hormônio da felicidade, que relaxa o seu corpo. Durante a noite ocorre o pico de produção de GH, hormônio do crescimento, que tem papel fundamental no processo de renovação celular e na construção dos músculos, além de melhorar a circulação de sangue e linfonodos, o que o deixa mais alerta e acordado.

Forma músculos

A musculatura esquelética é o maior órgão do corpo humano, representando cerca de 40% do peso corporal total. Responde com plasticidade aos estímulos do ambiente, e o exercício combinado com uma nutrição adequada leva à hipertrofia muscular. Os músculos tonificados favorecerão a independência e autonomia no envelhecimento. Ao se exercitar, em uma simples caminhada, como o pé acaba por ter mais contato com o solo, o tempo de contração da musculatura da perna é maior. Isso significa que o corpo fica mais definido em algumas zonas, como glúteos, abdome e panturrilhas.

A qualidade muscular provém de exercícios bem realizados e de uma sobrecarga progressiva! Os treinos devem se constituir de três pilares básicos: paciência durante o exercício + alongamento e concentração + treino até a falha. Os movimentos devem ser feitos com uma postura adequada, e as repetições, realizadas lentamente e com paciência, tudo buscando a concentração. Para a hipertrofia muscular, não adianta adicionar muita carga e fazer exercícios rápidos; os músculos só serão completamente trabalhados de forma lenta e controlada, ou seja, devagar se vai longe!

Os músculos devem alongar-se durante o treino e retesarem quando se contraem. Realizam-se movimentos perfeitos, esticam-se as fibras musculares e depois se "esmagam" para crescer. Devemos levá-los a uma fadiga gradual das fibras musculares, treinando até a falha concêntrica, o que significa continuar uma série até que não se consiga fazer nem mais uma repetição bem feita com o peso, sem interromper para descansar. Lembre-se: nada de pausas para descansos longos durante as séries! Seguindo esses pilares, objetivos como hipertrofia, resistência e força serão alcançados. Consulte seu médico e preparador físico sobre os meios de otimizar ainda mais os resultados.

Combate a osteoporose e quedas

O exercício de alta intensidade causa estimulação e remodelagem do tecido ósseo; há uma relação significativa entre a atividade física durante toda a vida e um menor risco de desenvolver osteoporose. Apenas 30 minutos de caminhada três vezes por semana fazem maravilhas para prevenir e tratar o afinamento dos ossos. Uma pesquisa recente mostra relação entre os exercícios aeróbicos e o aumento da densidade óssea. Segundo George Kelley, do Instituto de Saúde do Hospital Geral de Boston, Estados

Unidos, a prática de exercícios regulares apresentou um aumento de 2% na massa óssea.

Uma das maiores ameaças aos idosos que perdem a independência são as quedas. Um em cada quatro adultos com mais de 65 anos cai a cada ano, o que equivale a um idoso atendido no pronto-socorro a cada 11 segundos e uma morte a cada 19 minutos devido a uma queda. As quedas geralmente resultam em diminuição da qualidade de vida e medo de cair, o qual pode levar à limitação de suas atividades e compromissos sociais, o que resulta em declínio no desenvolvimento físico, mental, emocional e social de bem-estar.

Embora a manutenção da força muscular, a capacidade aeróbica e a flexibilidade sejam benéficas para as atividades recreativas e as de vida diária para todos, a incorporação de exercícios de equilíbrio e mobilidade que desafiem os sistemas sensorial, motor e cognitivo é necessária para prevenir quedas. O risco de queda para idosos aumenta devido a declínios na audição e na visão (ou seja, percepção periférica e de profundidade), nos reflexos, bem como entradas somatossensoriais (ou seja, toque e propriocepção). Outro aspecto que pode contribuir para o risco de quedas é o uso de medicamentos. Nove em cada dez adultos mais velhos relatam usar medicamentos prescritos, e mais da metade, em pesquisa publicada em 2019 no *site* do Instituto Nacional do Envelhecimento, relatou tomar quatro ou mais desses medicamentos. Por isso existe a necessidade de os profissionais de saúde conhecerem sobre farmacologia.

Melhora a fragilidade

Ser fisicamente ativo vai além de diminuir os riscos de doenças crônicas para de fato desacelerar ou prevenir o processo de incapacidade comumente observado no envelhecimento. Em um estudo com idosos residentes na comunidade, aqueles que participaram de uma intervenção de exercício multicomponente reverteram e aprimoraram as medidas de fragilidade (medidas funcionais e testes de desempenho físico melhorados), componentes cognitivos, de redes sociais e emocionais (mini exame do estado mental, escala de depressão geriátrica e escala de qualidade de vida EuroQol) e tiveram menos visitas ao seu médico de cuidados primários do que o grupo controle.

Auxilia no tratamento do câncer

O exercício físico aprimora o sistema imunológico; consequentemente, atuam nas neoplasias. A redução da gordura corporal reduz significativamente os níveis de TNF-alfa, pró-inflamatório diretamente relacionado ao início das neoplasias. O exercício físico também tem relação com o aumento de interleucinas anti-inflamatórias (IL-6 e IL-10), podendo ser caracterizado como preventivo, pois atua diretamente sobre a doença. Um estudo publicado em 2014 pela Annals of Oncology acompanhou 71.654 pessoas durante 16 anos; destas, 2.002 morreram de câncer, e o grupo que fez atividade física intensa mostrou risco 45% menor de mortalidade pela mesma doença.

Ajuda no emagrecimento

Pesquisadores da Universidade de Yale, nos Estados Unidos, descobriram que a pessoa continua a emagrecer mesmo horas depois do exercício, devido à aceleração do metabolismo causada pelo aumento na circulação, na respiração e na atividade muscular.

Então, comece a se exercitar ainda hoje. Mas não se esqueça de fazer um alongamento antes de sair por aí, porque ele prepara o corpo para os movimentos, aquece a musculatura e evita lesões, problemas ortopédicos e dores musculares. Além disso, melhora a mobilidade das articulações, o que favorece a flexibilidade corporal e, de quebra, prepara sua respiração para o exercício, fator importante para a oxigenação do corpo enquanto você executa os movimentos.

A decisão em sair da inércia e ser mais ativo começa com uma simples caminhada; então você poderia me perguntar se é melhor fazê-lo ao ar livre ou em uma esteira. Os dois modelos têm vantagens e desvantagens, mas o mais importante é se mexer.

Ao ar livre, em contato com o verde (principalmente se caminha em um parque ou praça arborizada), você tem um estímulo extra para tornar a atividade mais dinâmica e relaxante. É claro que, dependendo de onde você mora, pode ser perigoso, mas a resistência do vento e pequenas variações no terreno, como subidas, descidas e curvas, exigem mais do seu corpo e colaboram para aumentar em até 15% o gasto calórico. Panturrilhas, coxas e glúteos são mais solicitados quando você anda no asfalto, porque a tendência é inclinar o corpo para a frente e trabalhar mais essas regiões.

Caminhar em uma esteira em ambiente controlado, seguro, pode deixá-lo mais relaxado e não há impedimentos climáticos: faça chuva, sol, frio ou calor, você pode dar sequência a seus exercícios. A máquina também ajuda ao impulsionar seu corpo para a frente, o que diminui o cansaço e permite trabalhar mais a musculatura. Você controla a velocidade, a distância, o tempo e até a sua frequência cardíaca durante o exercício, o que é muito bom.

Fora ou dentro, o importante, como já disse, é fazer o exercício. Vista uma roupa confortável, coma algo leve e hidrate-se – durante o exercício, é aconselhável beber 100 mL de água a cada 20 minutos.

Com base nas recomendações do ACSM, um exemplo de programa de exercícios é mostrado a seguir. Dependendo do seu estado de saúde e capacidade física, modificações devem ser consideradas. Por exemplo, para indivíduos atléticos, considere mudar a intensidade para ser mais vigoroso, com *jogging* ou corrida para condicionamento aeróbico; para um indivíduo com limitações de mobilidade, considere substituir a caminhada em terra por bicicleta ergométrica, caminhada em águas rasas ou outros exercícios aquáticos; se problemas de equilíbrio ou articulação impedirem o treinamento de resistência tradicional, considere o uso sentado de faixas de exercícios ou de luvas com membranas em uma piscina para fortalecimento muscular.

Domingo

- 5 minutos de caminhada em ritmo lento para o aquecimento.
- 45 minutos de caminhada em ritmo moderado.
- 5 minutos de caminhada em ritmo lento para relaxar.
- 10 minutos de atividades de alongamento.

Segunda-feira

- Aquecimento de 5 a 10 minutos.
- Sessão de treinamento de resistência de 30 minutos (se na academia, pode incluir máquinas, pesos livres; se em casa, pode incluir faixas de resistência e atividades com peso corporal). Selecione um exercício para cada uma das seguintes áreas do corpo: quadris e pernas, tórax, costas, ombros, região lombar, músculos abdominais, quadríceps, isquiotibiais, bíceps e tríceps.
- Desaquecimento de 5 a 10 minutos.

Terça-feira

- Caminhada em ritmo lento de 5 a 10 minutos para o aquecimento.
- 30 minutos de caminhada em um ritmo moderado a vigoroso (a cada 4 minutos, incluindo 1 minuto em um ritmo mais acelerado).

- Caminhada em ritmo lento de 5 a 10 minutos para esfriar.
- 20 minutos de exercícios neuromotores (por exemplo, *tai chi*).

Quarta-feira

- 5 minutos de caminhada em ritmo lento para o aquecimento.
- 45 minutos de caminhada em ritmo moderado.
- 5 minutos de caminhada em ritmo lento para relaxar.
- 10 minutos de atividades de alongamento.

Quinta-feira

- Aquecimento de 5 a 10 minutos.
- Sessão de treinamento de resistência de 30 minutos (veja o treino de segunda-feira – considere atividades alternativas para determinados grupos musculares).
- Desaquecimento de 5 a 10 minutos.

Sexta-feira

- Caminhada em ritmo lento de 5 a 10 minutos para o aquecimento.
- 30 minutos de caminhada em ritmo moderado a vigoroso (a cada 4 minutos, incluindo 1 minuto em um ritmo mais acelerado).
- Caminhada em ritmo lento de 5 a 10 minutos para esfriar.

- 20 minutos de exercícios neuromotores (incluindo atividades para equilíbrio, agilidade e propriocepção).

Sábado

- 5 minutos de caminhada em ritmo lento para o aquecimento.
- 45 minutos de caminhada em ritmo moderado.
- 5 minutos de caminhada em ritmo lento para relaxar.
- 10 minutos de atividades de alongamento.

Se caminhar faz bem, mesmo um pouquinho por dia, imagine correr. A corrida traz inúmeros benefícios para a qualidade de vida e, assim como a caminhada, bastam 30 minutos, de 3 a 4 vezes por semana. Enquanto você corre, seu corpo é "inundado" com oxigênio. Isso significa que, se correr regularmente, seu corpo vai aprender rapidamente a levar o oxigênio até seus músculos para utilizá-lo. Qual é o efeito? Mais energia e um melhor desempenho geral. Além disso, correr aumenta sua flexibilidade. Portanto, isso o coloca no caminho certo para se tornar um verdadeiro atleta.

Correr reduz o peso corporal, melhora o nível de colesterol, aumenta a capacidade cardiorrespiratória, reduz os riscos de infarto, aumenta a massa muscular, reduz a variação da pressão arterial, ativa a circulação sanguínea, diminuindo problemas do coração, melhora a função do rim – que filtra o sangue e reduz o número de substâncias tóxicas que circulam pelo corpo –, melhora a qualidade do sono, estimula a formação de massa óssea, ajudando a prevenir lesões como a osteoporose, melhora a autoestima, aumenta o condicionamento físico, proporciona uma sensação de bem-estar, diminui o estresse, melhora a depressão e aumenta a eficiência do metabolismo.

Para aqueles que podem ter sido inativos ou insuficientemente ativos durante a vida adulta, iniciar um programa de exercícios, mesmo tardiamente, pode ser benéfico. Os achados de um recente estudo de coorte revelam os benefícios de começar a praticar exercícios independentemente da idade. Para adultos mais velhos que aumentaram seu nível de atividade física, moderada a vigorosa, para mais de três a quatro vezes por semana, o risco de doenças cardiovasculares foi menor em comparação àqueles que permaneceram inativos. Aqueles que foram ativos na vida adulta devem ser incentivados a continuar. No mesmo estudo de coorte, o risco de eventos de doenças cardiovasculares aumentou naqueles que diminuíram a frequência de atividade física em comparação àqueles consistentemente ativos por mais de cinco vezes por semana.

Para finalizar, já que nosso tema aqui é o envelhecimento, estudos mostram que pessoas que correm regularmente em geral têm maior expectativa de vida. Uma pesquisa da Stanford University Medical Center, dos Estados Unidos, descobriu que correr com frequência pode retardar em 44% os efeitos do envelhecimento e diminui o risco de morte, fazendo com que os homens vivam, em média, 6,2 anos a mais e as mulheres, 5,6 anos. A pesquisa acompanhou por 20 anos um grupo de 1.000 pessoas, a partir de 50 anos, divididos em dois grupos de 500 indivíduos, um de corredores e outro de sedentários. No final, 34% dos idosos que não corriam morreram, contra 15% dos que corriam com frequência. O que se descobriu foi que correr 30 minutos três vezes por semana reduz a idade biológica em nove anos, a pele fica mais firme, com menos rugas, graças à maior circulação de oxigênio durante a corrida, reduz-se o risco de comprometimento mental relacionado à idade e o cérebro permanece ativo por mais tempo.

O ACSM orienta que os exercícios recomendados a adultos mais velhos devem conter um programa de exercícios completo.

Exercício aeróbico

- Inclua atividade aeróbica de intensidade moderada em cinco ou mais dias por semana (30-60 minutos/dia) ou de intensidade vigorosa em três ou mais

dias por semana (20-30 minutos/dia) ou faça uma combinação de atividades moderadas e intensas.
- A intensidade é definida em uma escala relativa de 10 pontos, indo de 0 (isto é, sentar) a 10 (isto é, esforço total); a intensidade moderada é considerada nível 5 ou 6, e a intensidade vigorosa, nível 7 ou superior.
- As atividades não devem ser de estresse ortopédico excessivo. Uma atividade comum é caminhar; exercícios aquáticos ou ciclismo estacionário são exemplos de atividades para quem se preocupa com atividades de sustentação de peso.

Exercício de resistência

- Em dois ou mais dias por semana, inclua 8 a 10 exercícios para os principais grupos musculares, 1 a 3 séries, 8 a 12 repetições (para adultos mais velhos, considere começar com 10 a 15 repetições); inclua, ainda, treinamento de força (por exemplo, carga leve a moderada para 6 a 10 repetições com alta velocidade) para lidar com o declínio típico da força decorrente do envelhecimento.
- A intensidade de peso para iniciantes deve ter progressão de moderada a vigorosa (a mesma escala

relativa pode ser usada, conforme observado para atividades aeróbicas: 5 ou 6 pontos para as moderadas e 7, 8 para as vigorosas).
- As atividades devem ter como alvo os músculos principais e podem incluir uma variedade de exercícios, como musculação tradicional, ginástica com suporte de peso ou subida de escadas.

Flexibilidade

- Em dois ou mais dias por semana, inclua atividades de alongamento.
- Atividades para melhorar a flexibilidade incluem movimentos lentos que terminam em um alongamento estático (ou seja, mantenha-se em uma posição de tensão ou leve desconforto) de 30 a 60 segundos.

Exercícios neuromotores

- Atividades que incluem equilíbrio, agilidade e propriocepção reduzem e previnem quedas. Embora nenhuma recomendação específica tenha sido estabelecida para promover a redução e prevenção de quedas, dois a três dias por semana foram considerados eficazes (para mais informações sobre exercícios neuromotores, consulte o artigo *Você não gostaria de saber: treinamento de exercícios neuromotores*, e para obter informações adicionais sobre o valor dos movimentos funcionais em um programa de treinamento de resistência, consulte a Declaração de Posição do National Strength e a Associação de Condicionamento "Treinamento de Resistência para Adultos Idosos".

Olhando para o futuro, certamente há um "projeto de vida ativa"– suporte contínuo para adultos mais velhos se exercitarem regularmente –, e é muito provável que a lista de benefícios conhecidos associados ao exercício regular aumente, mesmo para quem não pratica exercícios até chegar aos 70, 80 ou 90 anos. Junto com a evidência de que a atividade física atenua o declínio cognitivo, o futuro promete que o exercício, particularmente o vigoroso, pode ser capaz de melhorar a função cognitiva daqueles que já estão sofrendo declínio precoce. Essa é apenas uma das áreas empolgantes que podem surgir nos próximos dez anos, à medida que a ciência, aliada à atividade física em adultos mais velhos, continua a se expandir.

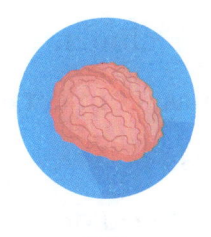

12

REPROGRAME SUA MENTE

> "Agora é hora de começar a surpreender aqueles que duvidaram de você."
>
> **Autor desconhecido**

Mindset é um estrangeirismo composto pela junção de duas palavras: *mind*, que significa "mente", e *set*, que é "configuração". Ou seja, é a sua programação mental; como você organiza os seus pensamentos e decide lidar com as situações da vida. Geralmente não pensamos sobre isso, mas o nosso conjunto de atitudes mentais diz muito sobre nosso comportamento.

Na prática, você reage diante da vida segundo as crenças que carrega sobre si mesmo. Por exemplo, se você acredita que não consegue perder peso, não gosta de malhar, não é capaz de saborear alimentos saudáveis e não pode abrir mão das guloseimas, com certeza vai ter dificuldades para mudar seus hábitos.

A psicologia identificou dois tipos de *mindset* básicos que determinam o modelo mental de todas as pessoas: o fixo e o de crescimento. O *mindset* fixo caracteriza a pessoa mais pragmática, que reage com mais conformismo ante as situações, sejam positivas ou negativas, aceita com resignação tudo o que lhe acontece, mesmo que sejam tragédias, situações incômodas e desfavoráveis, não questiona as tradições, os usos e os costumes de uma sociedade ou do grupo em que vive etc. O *mindset* de crescimento é o contrário: caracteriza uma pessoa progressiva, que crê em suas habilidades, é otimista, persistente, sabe que pode desenvolver seus talentos e está sempre em movimento.

Essas definições, dos psicólogos norte-americanos Peter Heslin, Don ZandeWalle e Gary Latham, são de estudos sobre psicologia de grupo e são largamente utilizadas, hoje em dia, para a gestão de empresas. Mas podemos pegá-las emprestado para nosso trabalho aqui.

Pessoas de *mindset* fixo são sedentárias por natureza. Não gostam de movimento, não se animam para sair de casa ou fazer nada que represente mudança, que saia do lugar-comum. Preferem "deixar como tá para ver como é que fica", como se diz popularmente.

E é preciso mudar. A vida é feita de mudança e movimento.

Precisamos mudar hábitos alimentares, nosso modo de viver, o jeito de lidar com os problemas, de projetar o futuro. E a única pessoa que pode fazer alguma coisa, que pode optar por um ou outro *mindset*, é você mesmo. E, se por algum motivo você desenvolveu um *mindset* que não o ajuda, saiba que você pode (e deve) mudar.

Se quer evitar o envelhecimento precoce, alimente seu corpo com coisas positivas, bons alimentos, bons hábitos e bons pensamentos, não dando espaço para hábitos que comprometam a sua saúde. Nossa saúde e vitalidade dependem da harmonia total do corpo e da mente. Para obter longevidade, é preciso cuidar bem do corpo e da mente, cultivando bons hábitos e entendendo que as escolhas feitas hoje refletirão diretamente em seu futuro; isso é fundamental para viver uma boa velhice.

Apesar de o envelhecimento ser um processo biológico, seus efeitos negativos podem ser amenizados a partir do momento em que se opta por um estilo de vida mais saudável e uma rotina mais regrada. Qualidade de vida e boa saúde são termos indissociáveis, que englobam saúde física e mental e outras questões multidimensionais, como crenças religiosas, educação, trabalho, relacionamentos sociais e bem-estar familiar.

Ria mais. Quando rimos, liberamos endorfinas que causam um efeito positivo em nosso organismo. Nosso sistema imunológico pode ser afetado por um mau estado de ânimo e até reagir diante do estado pessimista de outras pessoas, da mesma forma que reage positivamente a ambientes que fazem bem.

Os pensamentos positivos são como vitaminas indispensáveis que deveríamos incluir em nossa rotina logo pela manhã, e isso está comprovado cientificamente. Um estudo conduzido pelo Centro Médico da Universidade de Duke, nos Estados unidos, constatou que emoções positivas podem tornar alguém mais saudável. A pesquisa foi feita monitorando-se um grupo de 2.618 pessoas (homens e mulheres) que passariam por uma angiografia, exame capaz de revelar como o sangue flui pelas artérias que nutrem o coração. Antes do exame, os voluntários responderam a uma pesquisa sobre o que esperavam do futuro e como estaria a sua saúde. Quinze anos depois, o estudo concluiu que pessoas que tinham pensamentos positivos e esperavam estar curadas tinham 24% menos chances de morrer por complicações cardíacas.

Outro estudo, da Universidade de Toronto, no Canadá, mostrou que o humor altera, literalmente, a forma como a pessoa enxerga, modificando até mesmo funções do córtex visual, a parte do cérebro responsável pelo processamento de informações visuais. Para chegar a esse resultado, os pesquisadores exibiam para voluntários algumas imagens capazes de despertar diferentes humores. Enquanto isso, suas atividades cerebrais eram analisadas em um exame de ressonância magnética.

As figuras exibidas eram espécies de mosaicos formados por uma face humana cercada de imagens menores e que faziam referência a locais (como uma casa). Para forçar as "cobaias" a olharem para o centro da imagem, uma tarefa lhes era dada: identificar se o rosto na folha era de homem ou de mulher.

A pesquisa comprovou que pessoas de mau humor não enxergavam as imagens do plano de fundo que cercavam a face. Entretanto, quando a mesma imagem era exibida e o humor do voluntário estava melhor, a pessoa reconhecia todos os detalhes em segundo plano da figura. A conclusão do estudo é que bom humor e pensamento positivo aumentam o tamanho da "janela" através da qual enxergamos o mundo, trazendo a nós mais saúde e retardando o envelhecimento.

Seja persistente. Tem um exemplo bacana que vem do jogador de basquete Michael Jordan, considerado o melhor jogador de todos os tempos. Quando ele recebeu esse título, alguém perguntou como ele havia chegado ao topo; a resposta dele foi: "Eu errei mais de 9 mil arremessos em minha carreira. Perdi quase 300 jogos. Em 26 oportunidades, confiaram em mim para fazer o arremesso da vitória e eu errei. Eu falhei muitas e muitas vezes na minha vida. E é por isso que tenho sucesso".

Essa é uma mentalidade de crescimento. Jordan acreditava que, por meio de trabalho duro e dedicação, ele poderia melhorar o suficiente para superar seus erros. Nós não nascemos assim ou assado. Nós nos tornamos o que somos. Somos resultado de um modelo que vem desde a infância, influenciados por "n" coisas, desde o tratamento recebido da família até o da sociedade, passando por escola, trabalho etc. Tudo nos empurra para um lado ou para o outro.

Até aqui, você já deve ter percebido em qual *mindset* está, se no fixo ou naquele em constante progresso. Também já observou que o segundo oferece uma oportunidade maior de crescimento. Afinal, uma pessoa que está sempre aberta a novos conhecimentos, disposta a aprender, tem mais a evoluir do que alguém satisfeito com o lugar onde está.

Já falamos bastante sobre os dois tipos de *mindset* e de que forma eles impactam nossas vidas. O que ainda não foi dito é como uma pessoa de mentalidade fixa pode evoluir para uma postura de crescimento e, assim, alcançar um *mindset* positivo.

Tudo está em suas mãos, ou melhor, em sua cabeça. Reaja, deseje mudar; queira (de verdade!) emagrecer, deixar de ficar doente, de achar que está bom como está. Vamos agora aplicar esse conhecimento em nossa meta de abandonar o sedentarismo e conseguir um envelhecimento mais saudável.

Vamos estabelecer algumas premissas que, a partir de agora, vão norteá-lo nessa caminhada.

1. Estabeleça metas (realistas): por exemplo, determine quantos quilos ou centímetros de barriga você quer perder e coloque prazos em seus objetivos. Se preciso, defina metas para sua reeducação alimentar também. Seja específico e vá ajustando suas metas conforme seus resultados. Não se esqueça de acompanhar e registrar seu progresso. Para ajudar nesse processo, consulte um profissional para saber mais sobre IMC e qual seria o percentual de gordura ideal para você.

2. Mude sua rotina: se você é sedentário ou gostaria de malhar mais, a hora é agora. É claro que mudar hábitos exige tempo e dedicação, mas se não começar já as chances de nunca começar são grandes. Chega de procrastinar!

3. Recompense a si mesmo: mudar a rotina, fazer dieta, perder peso e ter disciplina exigem muito esforço e dedicação, por isso, sempre que alcançar os objetivos de suas metas, presenteie-se. Só evite que essa recompensa seja comida, é claro. Uma massagem, um mimo, uma roupa nova. Comemore suas vitórias e terá mais ânimo e disposição para continuar o bom trabalho.

4. Faça um diário: anote o que você come, quando, quanto... Muitas vezes, o "deslize" acontece naquele pedacinho de chocolate que você aceitou do seu amigo ou na balinha que comeu após o almoço. Mantenha um diário rígido de tudo que comer durante o dia, anote porções e horários. Além disso, tente associar suas refeições a sentimentos. Comeu porque tinha fome ou raiva? Estava ansioso, cansado? Com o tempo, ficará mais fácil identificar os gatilhos que o levam a fazer essa ou aquela escolha, e você conseguirá controlar mais facilmente sua dieta e até suas emoções.

5. Mastigue devagar: lembra o que falei sobre a grelina, aquele hormônio que avisa o cérebro que seu estômago está vazio? Pois bem, há um tempo entre a produção e a chegada da grelina ao cérebro. Se você come muito rápido, não dá tempo de a grelina avisar que o estômago encheu, por isso, quando você come demais, pode ficar enfastiado e passar mal. Mastigar vagarosamente dá tempo para o cérebro reconhecer que seu estômago está cheio.

6. Consuma mais fibras: as fibras são essenciais para quem quer emagrecer. Isso porque elas aumentam a sensação de saciedade, contribuem para o melhor funcionamento do intestino, ajudam a controlar a liberação de glicose no sangue, diminuem o colesterol e ajudam a remover toxinas do organismo. Aveia, linhaça, farelos de trigo e arroz, entre tantos outros: hoje em dia existem muitas opções disponíveis no mercado. Escolha a sua e bom apetite!

7. Abandone o açúcar: essa é uma decisão difícil, e você precisa ter mais que força de vontade: precisa de ajuda profissional. O açúcar vicia como qualquer outra droga. Uma pesquisa da Universidade de Queensland, na Austrália, mostra que a ingestão frequente provoca uma redução na produção de dopamina pelo corpo. Com isso, a pessoa sente necessidade de consumir ainda mais doces, para alcançar os níveis anteriores de dopamina e evitar uma depressão. É o mesmo processo que acontece com um viciado em cocaína, por exemplo. E mais: além de engordar, o açúcar é cancerígeno, pode provocar deficiências em seu sistema imunológico, acelera o envelhecimento, prejudica o funcionamento do intestino e mais tantos outros malefícios.

8. Controle o sal: quem treina intensamente sabe que o sal em excesso, além de fazer mal para os rins e elevar a pressão, é responsável pela retenção de líquidos. A dica para quem quer emagrecer e ter mais saúde é reduzir a quantidade de sal e alimentos com sódio. Aposte nas ervas e nos temperos para deixar a comida mais saborosa e invista no sal rosa, que tem menos sódio por porção e é mais rica em nutrientes.

9. Fuja dos alimentos industrializados: embora práticos e, em geral, muito saborosos (feitos sob medida para estimular suas papilas degustativas), alimentos industrializados contêm alta concentração de gordura, sódio, conservantes e outros ingredientes maléficos à saúde, que não ajudam em nada quem quer emagrecer.

10. Evite bebidas alcoólicas: o álcool pode ser um grande sabotador da sua dieta. Isso porque essas bebidas têm grande quantidade de calorias vazias, ou seja, sem nutrientes. Quanto maior o teor alcoólico, maior a quantidade de calorias. Com isso, o álcool modifica o metabolismo e causa efeitos negativos, sobretudo no sistema imunológico. O álcool é um grande inimigo também para quem quer ganhar músculos, por interromper o processo de recuperação muscular.

11. Priorize o que te dá prazer: você gosta de jogar tênis, nadar, dançar, caminhar, pular corda? Descubra quais exercícios lhe dão prazer antes de começar a treinar. Você pode até gostar de fazer várias coisas e diversificar o seu treino. Assim ele não se torna maçante, e você terá mais saúde e melhor qualidade de vida. Se o que você está fazendo é entediante e você faz na obrigação, as chances de dar errado são grandes. Comece por experimentar o que lhe agrada. Faça um pouco de cada exercício, visite academias; geralmente a primeira aula é grátis, justamente para que você descubra se é o melhor para você. Abandone o que não lhe dá prazer, porque isso vai minar sua força de vontade.

12. Faça exercícios aeróbicos: sabe o que são? São atividades físicas, rítmicas e que envolvem os movimentos dos maiores grupos musculares do corpo, sendo conhecidas como exercícios aeróbicos ou cardiovasculares. Nelas, pulmões e coração trabalham em conjunto para distribuir o oxigênio para os músculos que estão sendo trabalhados. Os exercícios aeróbicos são excelentes para quem deseja emagrecer, pois promovem a aceleração do metabolismo, assim o corpo queima mais calorias, levando a uma perda de peso. Nessa lista entram: pedalar, correr, nadar, pular corda e por aí vai. Quanto mais músculos forem requisitados no exercício, maior será sua perda calórica – o que nos leva ao nosso próximo item. Os exercícios multifuncionais têm como principal objetivo melhorar o condicionamento físico do praticante. A base do treino é executar movimentos corriqueiros do ser humano, como pular, agarrar, abaixar, empurrar, girar etc. O ponto forte desse tipo de treino, além da melhora do condicionamento físico, é a grande perda de gordura corporal e a definição e manutenção da massa corporal magra.

13. Durma bem: sim, dormir bem emagrece. Uma noite bem dormida é reparadora e essencial para a saúde física e mental. Noites mal dormidas não apenas resultam em cansaço, como também podem provocar doenças cardíacas, cânceres e problemas de memória, comprometendo as funções metabólicas e endócrinas, e o envelhecimento precoce. É durante o sono, por exemplo, que o hormônio do crescimento é liberado. Mais que um aliado, esse hormônio, produzido naturalmente pela glândula pituitária, é um dos recursos fundamentais da nova medicina contra o envelhecimento, como vimos. Ele rejuvenesce pele, músculos e ossos, recupera as funções de órgãos como coração, pulmões, fígado e rins, revitaliza o sistema imune, diminui os riscos de ataque cardíaco e derrame, melhora a captação de oxigênio em pacientes com enfisema e previne a osteoporose. Um estudo publicado no New England Journal of Medicine mostrou que 20 homens, entre 61 e 81 anos, tratados com GH sintético, mostraram redução na flacidez e no acúmulo de gordura localizada e tiveram aumento na massa muscular. Após seis meses de uso, houve aumento de, em média, 8,8% de massa muscular, sem a necessidade de exercício, e redução de cerca de 14,4% de gordura, sem reeducação alimentar. Outros hormônios importantes liberados durante as primeiras horas do sono são o cortisol e o hormônio adrenocorticotrófico (ACTH), relacionados ao estresse e que também podem provocar prejuízos cognitivos, aumentar a ingestão de alimentos pela redução de leptina (hormônio que promove saciedade) e pelo aumento de grelina (hormônio que aumenta a fome), além de favorecer a irritabilidade e alterar a resposta imune. Essas alterações diretas (e outras indiretas) prejudicam a saúde do indivíduo.

Além de dormir entre sete e oito horas por noite, sempre que possível, reserve alguns minutos para pequenos cochilos. Há evidências de que os cochilos após as refeições protegem o coração, reduzindo a liberação de hormônios do estresse e melhorando a disposição para as atividades cotidianas. Além disso, reduzem a obesidade porque, durante o sono, o corpo produz leptina, responsável pela sensação de saciedade. Pessoas com apneia do sono e insônia podem sentir mais vontade de comer pela carência dessa substância. Além disso, nosso corpo queima calorias durante as horas de sono, e dormir menos de oito horas pode reduzir em até 55% esse consumo. Dormir mal aumenta a resistência do corpo à insulina, dificultando ainda mais o controle do diabetes. De acordo com pesquisadores da Northwestern University, dos Estados Unidos, 82% dos pacientes diabéticos que têm dificuldades para dormir e que tiveram seu sono monitorado apresentaram resistência à insulina. O cansaço provocado por diversas noites mal dormidas causa estresse e aumenta a pressão sanguínea, causando hipertensão em médio prazo. Segundo um estudo da Universidade de Montreal, no Canadá, a hipertensão desencadeada pela insônia afeta até mesmo pacientes sem predisposição à doença.

Dormir mal leva você a ter lapsos de memória. De acordo com uma pesquisa realizada pela Universidade de Lubeck, na Alemanha, durante as horas de sono ocorre a produção de proteínas responsáveis pelas conexões neurais, fundamentais para o aprendizado e a memória, e, de quebra, evita a depressão. Um estudo realizado pelo Cleveland Clinic's Sleep Disorders Center, nos Estados Unidos, constatou que dormir de seis a nove horas traz mais ânimo e qualidade de vida. Se quer evitar o envelhecimento precoce, basta dormir bem.

14. Nada de dietas malucas: dietas que prometem perder peso muito rapidamente, na grande maioria das vezes, traz sérios prejuízos à saúde. O caminho seguro e eterno para evitar o efeito sanfona continua sendo a reeducação alimentar, de maneira individualizada e com suporte do nutricionista. Quando se tem um acompanhamento adequado, fica mais fácil reduzir sintomas como compulsão alimentar, melhorar a disposição física, otimizar o metabolismo e corrigir carências nutricionais, possíveis gatilhos que podem atrapalhar a adaptação à dieta.

15. Beba água: o emagrecimento por meio da associação da água e uma dieta adequada pode acontecer; segundo os cientistas, isso se dá com a simples sensação física de saciedade pela ingestão do líquido, levando a uma aceleração do metabolismo. Mas, para isso, é preciso que esse consumo seja elevado. Nada de beber um copo por dia e achar que é o suficiente. O recomendado ainda são dois litros diários, mas você pode ir além, pois o consumo de bastante água é muito benéfico.

A água é fundamental para o transporte dos demais nutrientes no interior do organismo humano, para o funcionamento renal, a fim de eliminar adequadamente os resíduos desnecessários através da urina, regular a temperatura corporal por meio do suor, proteger e lubrificar as articulações e o funcionamento dos músculos; além disso, melhora a atividade cerebral, especialmente a memória, concentração e humor. A água corporal permite o fornecimento de sangue rico em oxigênio ao sistema nervoso e regula o consumo de nutrientes mais calóricos ricos em gordura saturada, colesterol e açúcar. Por tudo isso, a água ajuda a emagrecer e previne a obesidade. Uma pesquisa do Instituto Politécnico e da Universidade do Estado da Virginia, nos Estados Unidos, avaliou o impacto do consumo de água em indivíduos adultos (55 a 75 anos) com excesso de peso ou obesos. Os resultados indicam que a quantidade de calorias consumidas diminuiu aproximadamente 13% (74 calorias) no grupo que bebeu água. Portanto, beber água emagrece, sim!

16. Busque meditar: a meditação treina a capacidade de focar a atenção. Isso a diferencia de muitas outras formas de relaxamento que permitem que a mente divague à vontade. Hoje temos muitos estudos sobre o cérebro durante a meditação, em várias técnicas distintas, e sabemos que ela é capaz de modificar a forma de ativação cerebral. Melhora a circulação sanguínea e a comunicação dos neurônios em algumas áreas. Quase todas (exceto a Medicina Transcendental) diminuem a ativação cerebral que chamamos de rede de ativação-padrão (*default mode network*), levando-nos a pensar que de fato meditar é usar o cérebro de maneira diferenciada. Os benefícios são claros. Conforme a evolução permite aprofundar nos estudos, pessoas com experiência de 30 anos, por exemplo, podem demonstrar picos de ativação cerebral (aumento das ondas gama, as mais intensas), e esse estado permite quase uma "musculação cerebral", aumentando conexões, sinapses e provavelmente o entendimento mais profundo sobre todos os conceitos do mundo. Esse aguçamento da atenção vai além da própria sessão de meditação. A atenção vai se manifestar de várias maneiras, durante o resto do dia da pessoa que medita. Verificou-se, por exemplo, que a meditação aperfeiçoa a habilidade de captar sutis manifestações no ambiente e de prestar atenção ao que está acontecendo, em vez de deixar a mente dispersar. Essa habilidade significa que, ao conversar com alguém, a pessoa que medita regularmente estabelece uma relação de maior empatia, porque consegue prestar atenção especial ao que o outro está fazendo e dizendo, captando melhor as mensagens ocultas que está transmitindo.

17. Gerencie suas emoções: nossos sentimentos, conforme os princípios da Medicina Tradicional Chinesa, podem desestabilizar nossos órgãos, e o desequilíbrio da energia vital pode levar ao surgimento de doenças. A cura está em entender as mensagens do corpo e olhar para dentro de si mesmo. O que os orientais sabem há milênios foi reconhecido pela Medicina Ocidental apenas recentemente: os males que afetam o corpo também têm raízes nas emoções e no estado de espírito.

Não deixe que sintomas físicos, como o fracasso ao lidar com alguma coisa de maneira construtiva, o assombrem. O estresse alimenta nossa reação mais primitiva de "resistência-ou-fuga" e, nesse contexto, manda impulsos hormonais de maneira desequilibrada para nosso corpo, estimulando no córtex adrenal a liberação de mais cortisol (hormônio do estresse). A seguir ilustro os cinco sentimentos que, conforme a Medicina Chinesa, colaboram para o desequilíbrio da nossa saúde e quais são os principais órgãos e regiões do corpo que sofrem essa influência.

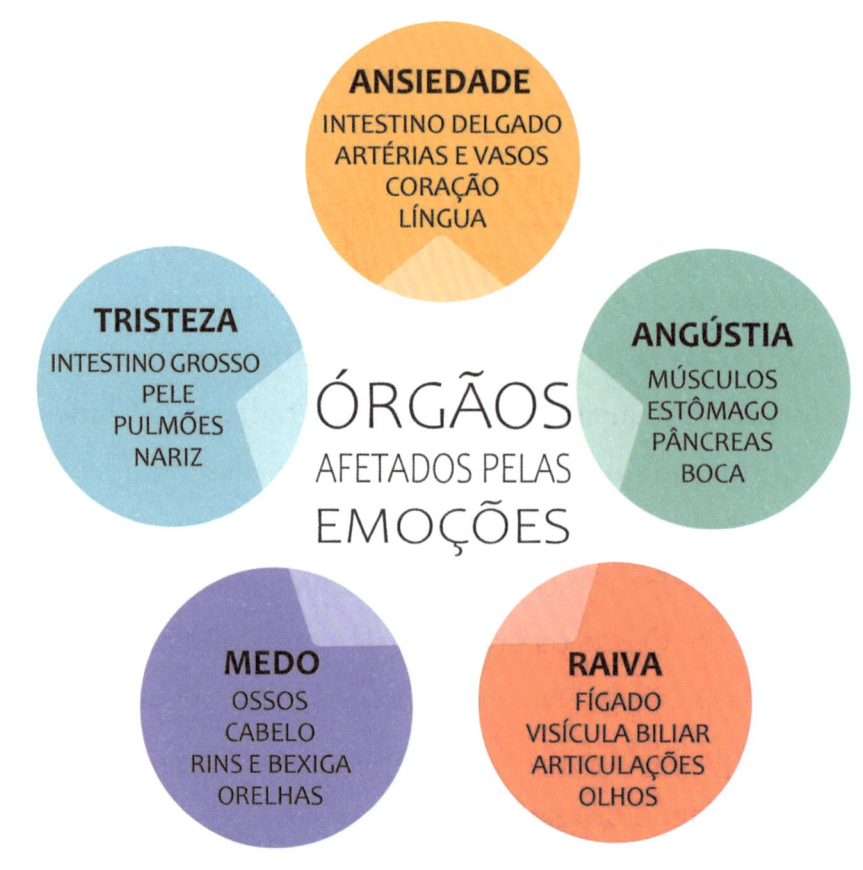

ÓRGÃOS AFETADOS PELAS EMOÇÕES

- **ANSIEDADE**: INTESTINO DELGADO, ARTÉRIAS E VASOS, CORAÇÃO, LÍNGUA
- **ANGÚSTIA**: MÚSCULOS, ESTÔMAGO, PÂNCREAS, BOCA
- **RAIVA**: FÍGADO, VISÍCULA BILIAR, ARTICULAÇÕES, OLHOS
- **MEDO**: OSSOS, CABELO, RINS E BEXIGA, ORELHAS
- **TRISTEZA**: INTESTINO GROSSO, PELE, PULMÕES, NARIZ

Lembre-se: quando estamos fragilizados, buscamos mecanismos e ações considerados prejudiciais à nossa saúde. A compulsão alimentar não é uma forma adequada de controlar a nossa ansiedade. A nicotina, para aliviar a raiva, bem como o álcool, aliado à falsa percepção de afogar a tristeza; o consumo de remédios sedativos ou hipnóticos (benzodiazepínicos) para melhorar a impressão da angústia; o ato de isolar-se do mundo e de todos, não se permitindo, por medo, ouvir ou conversar com alguém, deixando de exercer a real terapêutica positiva. Esses são falsos redutores do estresse, que favorecem, a cada momento, mais sintomas espirituais, como sensação de vazio, perda da vontade de viver, confusão excessiva e dúvidas sobre qual direção tomar na vida.

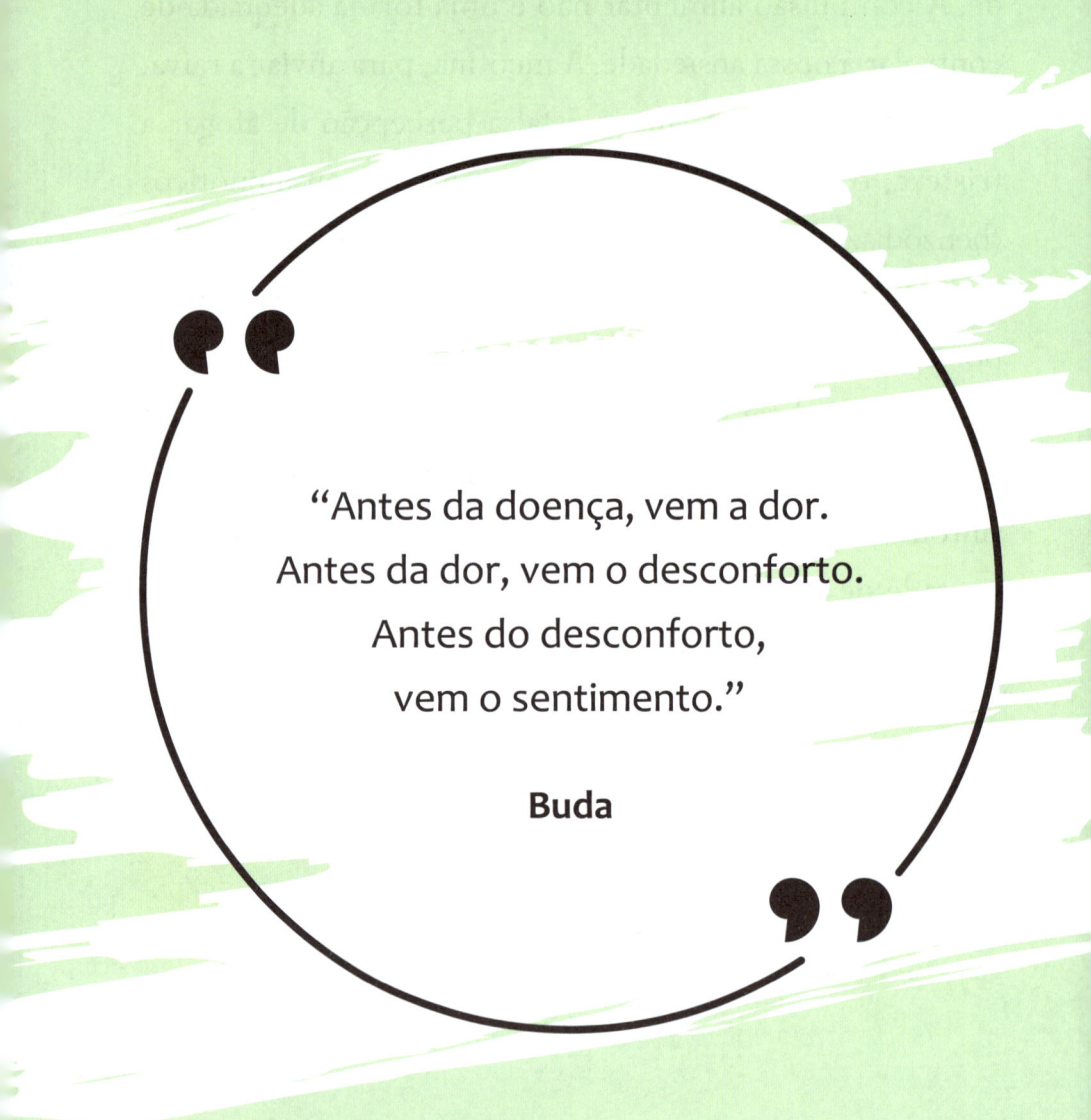

"Antes da doença, vem a dor.
Antes da dor, vem o desconforto.
Antes do desconforto,
vem o sentimento."

Buda

Se seu mindset não for positivo, mude-o!

13

A IMORTALIDADE

> "Não basta desejar uma vida melhor.
> Você deve criá-la."
>
> **Autor desconhecido**

    O que limita o conhecimento científico sobre as causas do envelhecimento e, portanto, a busca por uma "cura" são as questões éticas. As pesquisas experimentais não podem ser realizadas em seres humanos e têm sido desenvolvidas em modelos animais, principalmente roedores.

    São utilizados também organismos-modelo, como o nematoide *Caenorhabditis elegans*, a mosca da fruta *Drosophila melanogaster* e a levedura *Saccharomyces cerevisiae*. As características desses três organismos oferecem vantagens para o estudo: vida curta, genoma completamente sequenciado, biologia bem caracterizada e custo baixo para estudos em laboratório.

Mas isso vem mudando. Especialistas que estudam a ciência do envelhecimento dizem que é momento de um novo olhar sobre o processo biológico que o reconheça como condição que pode ser manipulada, tratada e adiada. A ideia é que, se o envelhecimento passar a ser visto como doença, isso mudará a busca de medicamentos para combater doenças relacionadas à idade e poderá acelerar o caminho para o mercado de medicamentos que tratam várias doenças, como diabetes, doenças cardíacas e Alzheimer ao mesmo tempo. As empresas farmacêuticas e os cientistas interessados em desenvolver suas pesquisas sobre o tema deixariam de se concentrar nessas doenças específicas para buscar medicamentos que curem o envelhecimento, o que mudaria tudo.

Ainda não aconteceu, mas já existem avanços, mesmo que impelidos pela necessidade. Um estudo da Universidade do Sul da Dinamarca, publicado na revista científica Nature, estimou que mais da metade de todos os bebês nascidos em países ricos, desde o ano 2000, viverá 100 anos ou mais. Com a idade crescem também as doenças relacionadas à velhice: os casos de demência e Alzheimer, condições incuráveis de declínio cerebral, devem chegar a cerca de 66 milhões em 2030 e mais de 115 milhões em 2050.

E não é só. Diabetes, doenças cardíacas, cânceres e outras doenças, além dos custos de populações envelhecidas, devem impactar negativamente as economias tanto de países ricos quanto pobres. Para tentar reverter isso, cientistas ao redor do mundo estão estudando os genes dos mais antigos e começando a encontrar os mecanismos genéticos ou caminhos que os ajudem a combater demências, cânceres, doenças cardíacas e outras relacionadas à idade, enfim, doenças que levam a uma morte precoce.

Encontrando os genes que ajudam a determinar a longevidade, os cientistas acreditam que podem imitar suas ações para prolongar não apenas a vida útil, mas, fundamentalmente, a vida útil da saúde.

Estudos da Faculdade de Medicina Albert Einstein, da Universidade Yeshiva, em Nova York, do Salk Institute, na Califórnia, e do Howard Hughes Medical Institute, de Maryland, já estão sendo desenvolvidos seguindo essa nova premissa, mesmo que seus pesquisadores continuem afirmando que o objetivo não é fazer as pessoas viverem mais tempo, e sim que elas tenham uma vida útil mais saudável.

O que os cientistas querem descobrir é por que algumas espécies, como as tartarugas e algumas árvores, em vez de enfraquecerem e adoecerem com a idade, como nós, humanos, tornam-se mais fortes e menos propensas a morrer. A pesquisa da University of Southern Denmark estudou o envelhecimento em 46 espécies muito diferentes, incluindo mamíferos, plantas, fungos e algas, e concluiu que nem todos os seres vivos tem o aumento da idade relacionado à morte. Para alguns, o efeito é o contrário.

O tubarão da Groenlândia, por exemplo, vive em média 400 anos, e a baleia, 210 anos. A tartaruga gigante de Galápagos vive 175 anos, e no fundo do mar já foram encontradas espécies, como as "esponjas de vidro", que vivem a 2 mil metros de profundidade há pelo menos 6 mil anos.

Você leu certo: 6 mil anos.

Será que algum dia o homem vai descobrir o que lhe permite viver tanto e conseguirá sintetizar algo que imita esses seres?

Você e eu nunca saberemos.

Mas sabemos que já podemos viver 100 anos ou mais, com qualidade e autonomia, e é essa a ideia que nos trouxe até aqui.

Para isso, pratique exercícios físicos regulares, adote uma alimentação saudável e consulte seu médico regularmente.

EPÍLOGO

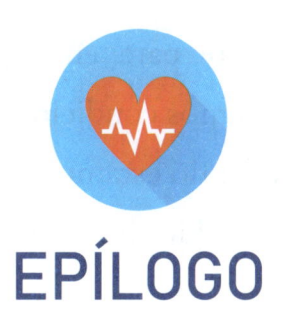

> Há um super-herói em todos nós, só precisamos da coragem para colocar a capa.
>
> **Clark Kent / Kal-El (Superman)**

Se você querido leitor chegou até aqui, certamente é porque demonstra ter força de vontade, objetivo e fé em buscar o melhor para sua vida.

Ao longo desta obra tentei resumir um pouco da abordagem que aprendi com grandes mestres e que venho desenvolvendo com meus pacientes no seu dia a dia.

Vejo que muitos de nós, só começamos a fazer mudanças na rotina e no nosso estilo de vida após passarmos por algum fato que realmente tenha nos marcado: alguma doença, trauma, perda de familiar, ou quando adquirimos conhecimento suficiente para enxergarmos nossos próprios erros ao qual estamos condicionados. Tais fatos totalmente perceptíveis quando estamos vulneráveis no mundo em que vivemos. O intuído deste livro é estimular você a cocriar uma nova vida. Favorecer você, a otimizar todo o funcionamento do seu corpo, mapeando todo o organismo para descobrir pontos falhos e melhorá-los, elevando a potência, a capacidade do indivíduo e performance.

Os estudos atuais demonstram que as doenças crônicas não transmissíveis (DCNT), aquelas que se desenvolvem ao longo da vida, muitas vezes de forma lenta, silenciosa e sem apresentar sintomas, mas que comprometem a qualidade de vida e oferecem grave risco ao indivíduo tais como: doenças cardiovasculares, doenças respiratórias crônicas (bronquite, asma, rinite), hipertensão, câncer, diabetes e doenças metabólicas (obesidade, diabetes, dislipidemia), citadas nesta obra, são frutos de nosso estilo de vida como: inatividade física, obesidade, consumo de álcool e tabagismo. Segundo dados da Organização Mundial de Saúde (OMS), as DCNT são responsáveis por 63% das mortes no mundo. No Brasil, são a causa de 74% dos óbitos.

Não posso deixar de mencionar um estudo realizado pela Universidade Federal Fluminense (UFF) que constatou que o impacto econômico da inatividade física de brasileiros, em diferentes regiões do país, representa gastos no Sistema Único da Saúde (SUS) de cerca de R$300 milhões somente com internações, nos anos de 2019.

Vivemos hoje, em um mundo moderno, e precisamos ter o conhecimento que, para termos uma vida longeva devemos "hackear" o corpo e encontrar meios de otimizar todo seu funcionamento, através de técnicas que possam usar tanto a tecnologia, quanto a biologia para formar humanos capazes de elevar seu desempenho corporal ao nível máximo e não favorecer doenças.

Para sermos contemplados de maneira estratégica e efetiva devemos otimizar os pilares da longevidade:

- Cérebro: Suplementação, eliminação de toxinas, meditação, etc.
- Nutrição: Baixa em carboidratos simples, uma alimentação "limpa".
- Corpo: Exercícios, postura, alongamento, etc.
- Sono: Qualidade, pouca exposição a luz vermelha, sonhos, etc.
- Ambiente: Natureza, qualidade do ar, etc.
- Longevidade: Hormônios, antioxidantes, saúde mitocondrial, etc.
- Sentidos: Intenção, disciplina, gratidão, etc.

Espero que esta leitura possa ter lhe tocado de alguma forma a mudar seu estilo de vida, afinal como vimos, estamos fadados ao envelhecimento, porém a forma como iremos nutrir, regenerar, reestabelecer, dar forças a todos os tecidos corporais é o segredo para atingirmos a autonomia e podermos viver com consciência de uma vida bem vivida.

Como dizia Hipócrates, "pai da medicina": Se houver deficiência de alimentos e exercícios, o corpo vai ADOECER!

Um vida longa e saudável a todos!

REFERÊNCIAS BIBLIOGRÁFICAS

10 coisas que você precisa saber sobre terapia hormonal feminina. **Sociedade Brasileira de Endocrinologia e Metabologia**, 24 fev. 2012. Disponível em: https://www.endocrino.org.br/10-coisas-que-voce-precisa-saber-sobre-reposicao-hormonal-feminina/. Acesso em: 6 maio 2020.

20 alimentos nutritivos que ajudam a manter o bom funcionamento do organismo. **Pharma Hoje**, 27 nov. 2017. Disponível em: https://www.hipolabor.com.br/blog/8-alimentos-nutritivos-que-ajudam-manter-o-bom-funcionamento-do-organismo/. Acesso em: 3 maio 2020.

A evolução histórica da imagem do idoso. Envelhecimento social. **Tribuna**, 20 out. 2003. Disponível em: https://www.tribunapr.com.br/arquivo/vida-saude/a-evolucao-historica-da-imagem-do-idoso-envelhecimento-social/. Acesso em: 1 maio 2020.

A importância da atividade física para a saúde física e mental. **Gympass**. Disponível em: https://news.gympass.com/atividade-fisica-para-saude-fisica-e-mental/. Acesso em: 12 maio 2020.

O envelhecimento masculino e o declínio da testosterona. **Portal da Urologia**, 23 jul. 2018. Disponível em: https://portaldaurologia.org.br/faq/o-envelhecimento-masculino-e-o-declinio-da-testosterona/. Acesso em: 5 maio 2020.

AÇÚCAR é a droga mais perigosa. **Universidade Positivo**. Disponível em: https://www.up.edu.br/blogs/pos-graduacao/acucar-e-a-droga-mais-perigosa/#:~:text=%C3%89%20isso%20mesmo%3A%20o%20a%C3%A7%C3%BAcar,consumo%20seja%20diminu%C3%ADdo%20na%20sociedade. Acesso em: 12 maio 2020.

ALVES, R. Será que envelhecer é uma doença? **Hypescience**, 20 maio 2010. Disponível em: https://hypescience.com/sera-que-envelhecer-e-uma-doenca/. Acesso em: 10 maio 2020.

ANABOLIZANTES e hormônios sintéticos: as falsas medidas perfeitas. **Longevidade Saudável**, 12 jul. 2019. Disponível em: https://longevidadesaudavel.com.br/anabolizantes-e-hormonios-sinteticos/. Acesso em: 6 maio 2020.

ANACLETO, R. **Síndrome de má absorção**. Disponível em: http://professor.pucgoias.edu.br/SiteDocente/admin/arquivosUpload/15347/material/Aula%20S%C3%ADndrome%20de%20m%C3%A1%20absor%C3%A7%C3%A3o%20e%20intoler%C3%A2ncia%20alimentar.pdf. Acesso em: 7 maio 2020.

ANGELO, D. L.; ZILBERMAN, M. L. **O impacto do exercício físico na depressão e ansiedade**. Disponível em: https://www.unaerp.br/documentos/1902-o-impacto-do-exercicio-fisico-na-depressao-e-ansiedade/file. Acesso em: 12 maio 2020.

APRENDER a envelhecer. **A Mente É Maravilhosa**, 17 jul. 2015. Disponível em: https://amenteemaravilhosa.com.br/aprender-a-envelhecer/. Acesso em: 29 abr. 2020.

ASSOCIAÇÃO BRASILEIRA DE NUTROLOGIA. **O que é nutrologia?** Disponível em: https://abran.org.br/nutrologia/. Acesso em: 8 maio 2020.

BADARO, A. F. V.; SILVA, A. H.; BECHE, D. Flexibilidade versus alongamento: esclarecendo as diferenças. **Saúde**, Santa Maria, v. 33, n. 1, p. 32-6, 2007.

BRASIL ESCOLA. Homeostase. Disponível em: https://brasilescola.uol.com.br/biologia/homeostase.htm. Acesso em: 7 maio 2020.

BUSHMAN, B.; GODDARD, S. Keep on: staying active to promote well-being during the golden years. **ACSM & Health & Fitness Journal**, v. 24, n. 5, p. 46-55, 2020.

CARBOIDRATO, o inusitado segredo da ilha com a maior expectativa de vida. **BBC**, 8 mar. 2019. Disponível em: https://www.bbc.com/portuguese/vert-fut-47097516. Acesso em: 7 maio 2020.

CIVINSKI, C.; MONTIBELLER, A.; BRAZ, A. L. O. A importância do exercício físico no envelhecimento. **Revista da Unifebe**, p. 163-75, 2011.

COIMBRA, C. G. Opinião: "Vitamina" D na prevenção e no tratamento da covid-19. **Unifesp. Departamento de Comunicação Institucional**, 26 maio 2020. Disponível em: https://www.unifesp.br/reitoria/dci/releases/item/4489-opiniao-vitamina-d-na-prevencao-e-no-tratamento-da-covid-19. Acesso em: 26 maio 2020.

CONHEÇA os nutracêuticos e descubra tudo o que podem fazer por você! **Beleza, Vida & Saúde**, 20 fev. 2020. Disponível em: https://www.apisnutri.com.br/conheca-os-nutraceuticos-e-descubra-tudo-o-que-podem-fazer-por-voce/. Acesso em: 3 maio 2020.

CORRER melhora a expectativa de vida independente da distância, diz estudo. **VivaBem**, 8 nov. 2019. Disponível em: https://www.uol.com.br/vivabem/noticias/redacao/2019/11/08/correr-melhora-a-expectativa-de-vida-independente-da-distancia-diz-estudo.htm?cmpid=copiaecola. Acesso em: 5 jan. 2021.

CORSINO, M. C. Entenda como funciona a medicina ortomolecular. **Cursos CPT**. Disponível em: https://www.cpt.com.br/noticias/entenda-como-funciona-a-medicina-ortomolecular. Acesso em: 11 maio 2020.

CUPERTINO, A. P. F. B.; ROSA, F. H. M.; RIBEIRO, P. C. C. Definição de envelhecimento saudável na perspectiva de indivíduos idosos. **Psicologia: Reflexão e Crítica**, Porto Alegre, v. 20, n. 1, 2007.

DE PAULA, M. F. Os idosos do nosso tempo e a impossibilidade da sabedoria no capitalismo atual. **Serviço Social & Sociedade**, São Paulo, n. 126, p. 262-280, maio/ago. 2016.

DUPON J. et al. The role of omega-3 in the prevention and treatment of sarcopenia. **Aging Clinical and Experimental Research**, v. 31, n. 6, p. 825-36, 2019.

ELER, G. A partir desta idade, você é considerado velho demais para balada. **Superinteressante**, 14 jul. 2017. Disponível em: https://exame.abril.com.br/ciencia/a-partir-desta-idade-voce-e-considerado-velho-demais-para-balada/. Acesso em: 29 abr. 2020.

ELSEVIER. **Free radicals and redox regulation in ageing**. Disponível em: https://www.journals.elsevier.com/free-radical-biology-and-medicine/article-selections/free-radicals-and-redox-regulation-in-ageing. Acesso em: 10 maio 2020.

ENTENDA como o mindset dos líderes e gestores influencia no desempenho de sua empresa. **Instituto iPROSPER®**, 5 jun. 2017. Disponível em: https://iprosper.com.br/mindset/entenda-como-o-mindset-dos-lideres-e-gestores-influencia-no-desempenho-de-sua-empresa/. Acesso em: 12 maio 2020.

ENVELHECER e morrer não é uma lei da natureza. **Diário da Saúde**, 12 dez. 2013. Disponível em: https://www.diariodasaude.com.br/news.

php?article=envelhecer-morrer-nao-lei-natureza&id=9388. Acesso em: 10 maio 2020.

ESCOLA KIDS. **A importância dos sais minerais**. Disponível em: https://escolakids.uol.com.br/ciencias/a-importancia-dos-sais-minerais.htm. Acesso em: 3 maio 2020.

FONSECA, A. M.; PAÚL, C. **Saúde e qualidade de vida ao envelhecer: perdas, ganhos e um paradoxo**. Disponível em: https://s3-sa-east-1.amazonaws.com/publisher.gn1.com.br/ggaging.com/pdf/v2n1a08.pdf. Acesso em: 1 maio 2020.

FOOD and Nutrition Board, Institute of Medicine-National Academy of Sciences Dietary Reference Intakes: Recommended Intakes for Individuals. Disponível em: https://www.ncbi.nlm.nih.gov/books/NBK225472/. Acesso em: 5 jan. 2021.

FRANCISCO, J. Mindset de crescimento: como se desenvolver como líder adotando a mentalidade de aprendiz. **Endeavor Brasil**, 23 mar. 2017. Disponível em: https://administradores.com.br/artigos/mindset-de-crescimento-como-se-desenvolver-como-lider-adotando-a-mentalidade-de-aprendiz. Acesso em: 5 jan. 2021.

GLANER, M. F. Importância da aptidão física relacionada à saúde. **Revista Brasileira de Cineantropometria e Desempenho Humano**, v. 5, n. 2, 2003.

GOLEMAN, D. **A arte da meditação: um guia para a meditação**. Tradução de Domingos DeMasi. Rio de Janeiro: Sextante, 1999.

HARAR, Y. N. **Homo Deus: uma breve história do amanhã**. 1. ed. São Paulo: Companhia das Letras, 2016. p. 12.

IBARROLA-JURADO, N. et al. Dietary phylloquinone intake and risk of type 2 diabetes in elderly subjects at high risk of cardiovascular disease. **The American Journal of Clinical Nutrition**, v. 96, n. 5, p. 1113-8, 2012.

IBGE. População. Disponível em: https://www.ibge.gov.br/estatisticas/sociais/populacao.html. Acesso em: 29 abr. 2020.

IBGE divulga as estimativas da população dos municípios para 2019. **Agência IBGE Notícias**, 28 ago. 2019. Disponível em: <https://agenciadenoticias.ibge.gov.br/agencia-sala-de-imprensa/2013-agencia-de-noticias/releases/25278-ibge-divulga-as-estimativas-da-populacao-dos-municipios-para-2019. Acesso em: 12 maio 2020.

JESUS, G. M.; SOUZA, C. L. Um estudo sobre o emagrecimento: da teoria à experimentação com um grupo de funcionárias da Universidade

Estadual de Feira de Santana. **Efdeportes**. Disponível em: https://www.efdeportes.com/efd66/estudo.htm. Acesso em: 29 abr. 2020.

JESUS, J. R. et al. Efeitos deletérios do álcool no sistema imunológico. In: SEMANA DE PESQUISA DA UNIT, 19., 2017, Aracaju. Anais... Disponível em: https://eventos.set.edu.br/sempesq/article/view/7672. Acesso em: 16 dez. 2021.

KELLAND, K. Is ageing a disease?. Healthcare & Pharma, 19 maio 2010. Disponível em: https://www.reuters.com/article/us-ageing-disease-idUSTRE64I6HV20100520. Acesso em: 10 maio 2020.

KOHLER, R et al. Efeito do Envelhecimento Cronológico e da Prática Regular de Exercícios Físicos sobre a Aptidão Cardiorrespiratória de Mulheres Idosas. **Revista Brasileira de Geriatria e Gerontologia**, v. 19, n. 4, jul./ago. 2016.

LIPNER, S. R.; SCHER, R. K. Biotin for the treatment of nail disease: what is the evidence? **Journal of Dermatological Treatment**, v. 29, n. 4, p. 411-4, 2018.

LUSTOSA, S. R. et al. Própolis: atualizações sobre a química e a farmacologia. **Revista Brasileira de Farmacognosia**, v. 18, n. 3, p. 447-54, jul./set. 2008.

LYON, P. et al. Vitaminas B e Metabolismo de um Carbono: Implicações na Saúde Humana e na Doença. **Nutrients**, n. 12, 2020.

MAHAN, L.K.; ESCOTT-STUMP, S. **Krause: alimentos, nutrição & dietoterapia**. 10. ed. São Paulo: Roca, 2002.

MANSUR, L. M. Vitaminas hidrossolúveis no metabolismo. Disponível em: https://www.ufrgs.br/lacvet/restrito/pdf/vitaminas_hidro.pdf. Acesso em: 3 maio 2020.

MÉDICO esclarece mitos e verdades sobre reposição com hormônios bioidênticos. **GaúchaZH**, 5 maio 2011. Disponível em: https://gauchazh.clicrbs.com.br/comportamento/noticia/2011/05/medico-esclarece-mitos-e-verdades-sobre-reposicao-com-hormonios-bioidenticos-3297764.html. Acesso em: 5 maio 2020.

MELLO, L. T.; MERCADANTE, E. F. Relações contemporâneas entre o envelhecer, a religião e cultura, sob a luz junguiana dentro da Mitologia Africana. **Kairós**, v. 19, n. 4, 2016.

MELO, D. A. S.; MACIEL JUNIOR, A. A fundação do subjetivo: o hábito para além da psicologia. **Revista do Departamento de Psicologia**, Niterói, v. 18, n. 2, dez./2005.

MORAES, E. N. D; MORAES, F. L. D; LIMA, S. D. P. P. Características biológicas e psicológicas do envelhecimento. **Revista do Departamento de Psicologia: Núcleo de Geriatria e Gerontologia da Faculdade de Medicina da UFMG**, Belo Horizonte, v. 20, n. 2, p. 67-73, dez./2005.

NEGRÃO, A. B., LICINIO, J. Leptina: o diálogo entre adipócitos e neurônios. **Arquivos Brasileiros de Endocrinologia & Metabologia**, v. 44, n. 3, 2000.

NETO, L. B. S.; RIBEIRO, J. P. Medicina Ortomolecular Baseada em Evidência. **Arquivos Brasileiros de Cardiologia**, v. 69, n. 1, jul. 1997.

NUTRIÇÃO EVOLUTIVA. **Estrogênio no homem**. Disponível em: https://sites.google.com/site/welsonlemos/saude-plena/-estrogenio-no-homem. Acesso em: 3 maio 2020.

OBESIDADE: um problema de saúde pública. **Saúde Debate**. Disponível em: https://saudedebate.com.br/noticias/obesidade-um-problema-de-saude-publica. Acesso em: 12 maio 2020.

OLIVEIRA, J. et al. Padrão hormonal feminino: menopausa e terapia de reposição. **Revista Brasileira de Análises Clínicas**, 29 jan. 2016. Disponível em: http://www.rbac.org.br/artigos/padrao-hormonal-feminino-menopausa-e-terapia-de-reposicao-48n-3/. Acesso em: 4 maio 2020.

OLIVEIRA, W. **Envelhecer com saúde**. Disponível em: https://wanderleioliveira.band.uol.com.br/envelhecer-com-saude/. Acesso em: 12 maio 2020.

PAGLIAI, G. et al. Intervenções nutricionais no manejo da síndrome da fibromialgia. **Nutrients**, n. 12, 2020.

PEELING, P. et al. Efeito das injeções de ferro no desempenho de exercícios aeróbicos de atletas do sexo feminino com deficiência de ferro. **International Journal of Sport Nutrition and Exercise Metabolism**, v. 17, n. 3, p. 221-31, 2007.

PEREIRA, L. O.; FRANCISCHI, R. P.; LANCHA JR, A. H. Obesidade: hábitos nutricionais, sedentarismo e resistência à insulina. **Arquivos Brasileiros de Endocrinologia & Metabologia**, v. 7, n. 2, 2003.

PORTAL SÃO FRANCISCO. Medicina Ortomolecular. Disponível em: https://www.portalsaofrancisco.com.br/bem-estar/medicina-ortomolecular. Acesso em: 10 maio 2020.

RACHID, I. Vida saudável. **Longevidade saudável**, 5 dez. 2018. Disponível em: https://longevidadesaudavel.com.br/vida-saudavel/. Acesso em: 8 maio 2020.

REDMAN, L. et al. Metabolic Slowing and Reduced Oxidative Damage with Sustained Caloric Restriction Support the Rate of Living and Oxidative Damage Theories of Aging. **Cell Metabolism**, v. 27, n. 4, p. 805-15, 2018.

ROMERO, C. E. M.; ZANESCO, A. O papel dos hormônios leptina e grelina na gênese da obesidade. **Revista de Nutrição**, v. 19, n. 1, jan./fev. 2006.

SCAZZOCCHIO, B. et al. Interação entre a microbiota intestinal e a curcumina: uma nova chave de compreensão para os efeitos da curcumina na saúde. **Nutrients**, v. 12, 2020.

SCHMIDLIN, C. J., et al. Redox regulation by NRF2 in aging and disease. **Free Radical Biology and Medicine**, v. 134, p. 702-7, abr. 2019.

SÓ BIOLOGIA. As glândulas endócrinas humanas. Disponível em: https://www.sobiologia.com.br/conteudos/FisiologiaAnimal/hormonio5.php. Acesso em: 5 maio 2020.

SERNA, J.; BERGWITZ, C. Importance of Dietary Phosphorus for Bone Metabolism and Healthy Aging. **Nutrients**, v. 30, n. 12, set. 2020.

SHILS, M. et al. **Tratado de Nutrição Moderna na Saúde e na Doença**. 1. ed. São Paulo: Manole, 2003.

TEIXEIRA, I. N. D. O.; GUARIENTO, M. E. Biologia do envelhecimento: teorias, mecanismos e perspectivas. **Ciência e Saúde Coletiva**, Rio de Janeiro, v. 15, n. 6, set. 2010.

TESTOSTERONA, sua queda pode impactar sua saúde mental. **Vittude**, 26 jul. 2019. Disponível em: https://www.vittude.com/blog/testosterona/. Acesso em: 5 maio 2020.

TOLER, S. O que você precisa saber sobre hormônios. **Clue**, 30 jul. 2019. Disponível em: https://helloclue.com/pt/artigos/ciclo-a-z/o-que-voce-precisa-saber-sobre-hormonios. Acesso em: 4 maio 2020.

USP. O sistema endócrino. Disponível em: https://midia.atp.usp.br/impressos/redefor/EnsinoBiologia/Fisio_2011_2012/Fisiologia_v2_semana07.pdf. Acesso em: 4 maio 2020.

VITAO. A importância de uma alimentação saudável. Disponível em: <https://ser.vitao.com.br/importancia-de-uma-alimentacao-saudavel/>. Acesso em: 04 maio 2020.

ZANIN, T. Principais alimentos ricos em proteínas. **Tua Saúde**. Disponível em: https://www.tuasaude.com/alimentos-ricos-em-proteinas/. Acesso em: 3 maio 2020.

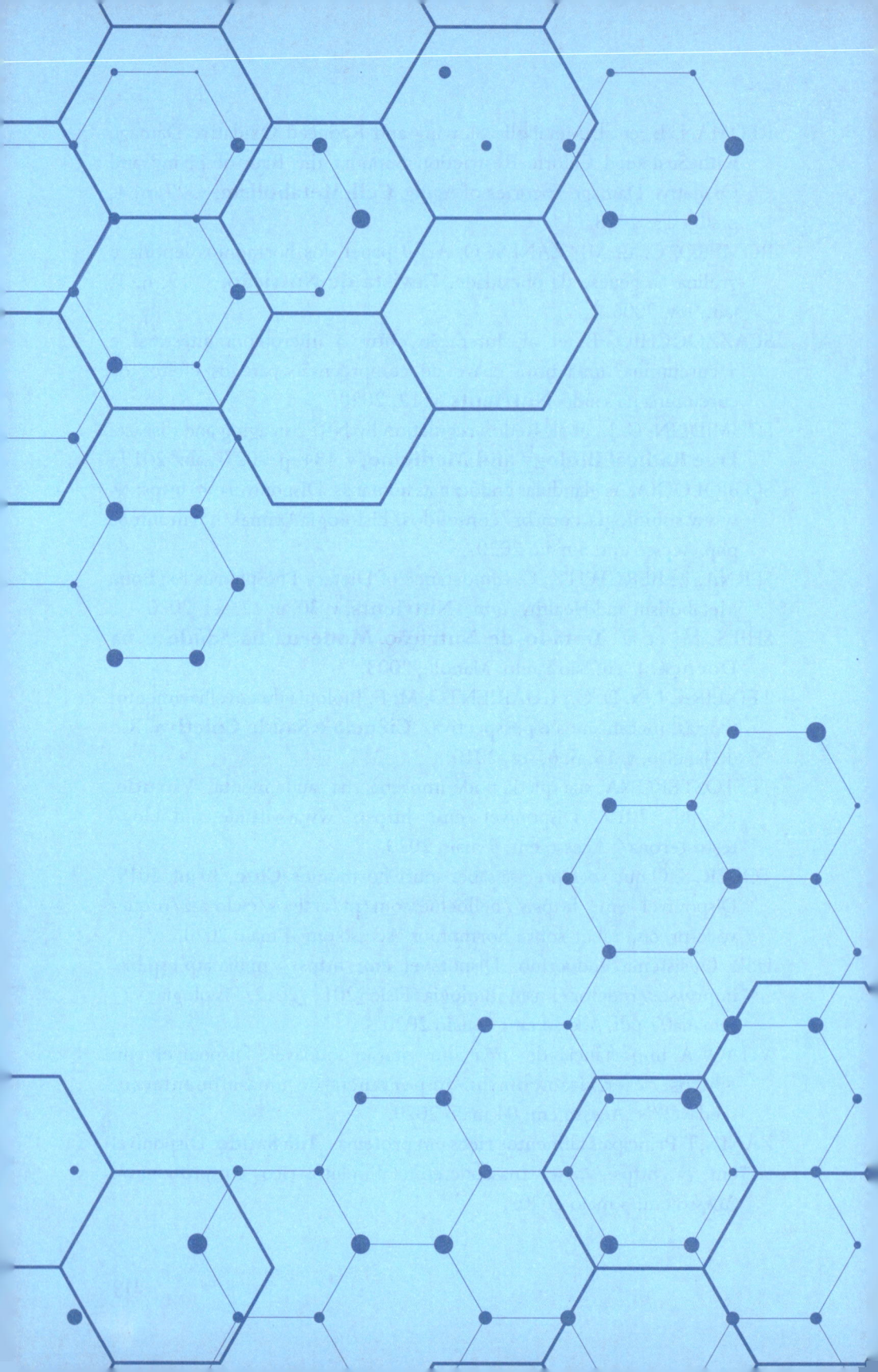

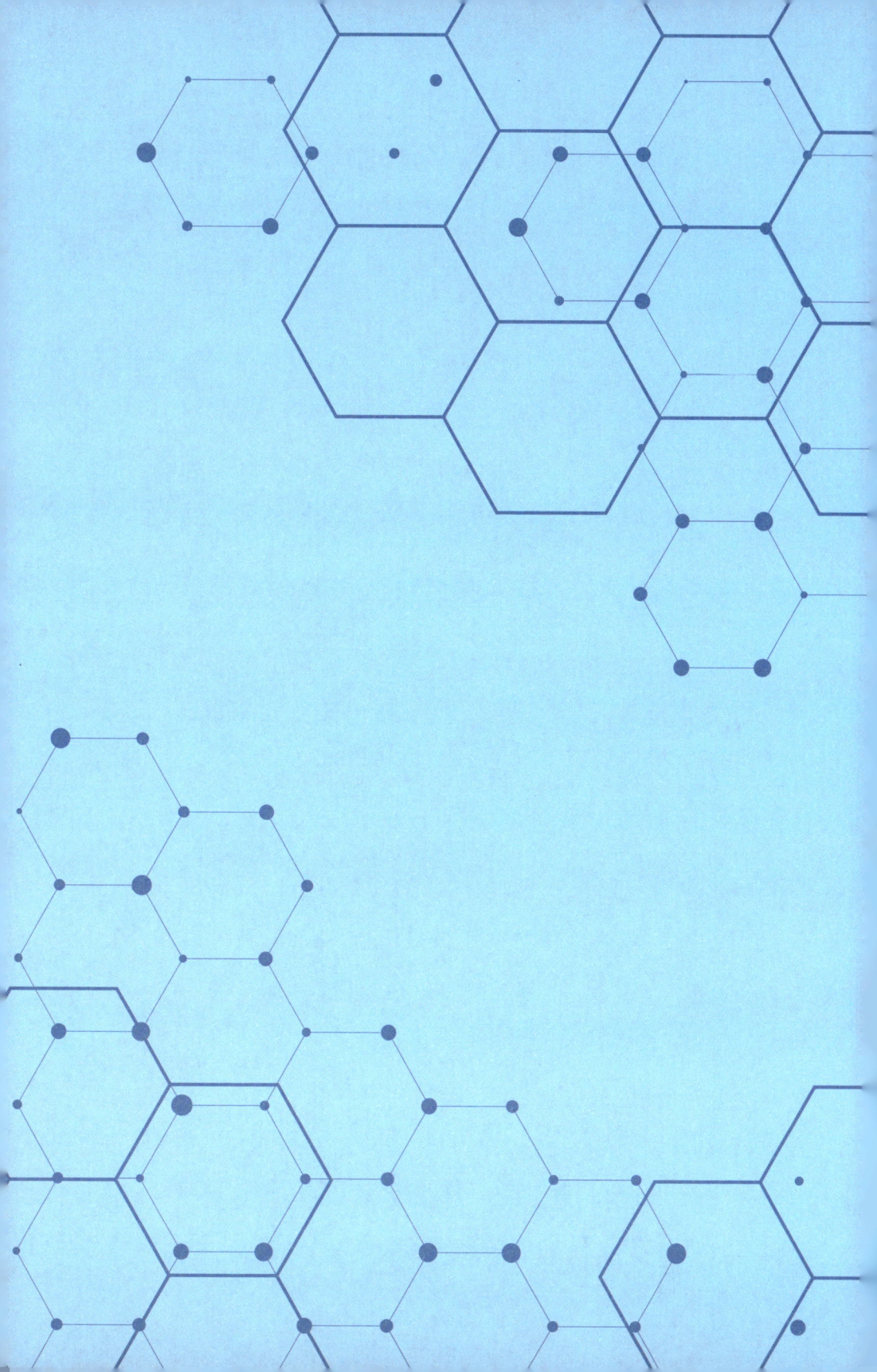

**INFORMAÇÕES SOBRE NOSSAS
PUBLICAÇÕES E ÚLTIMOS LANÇAMENTOS**

facebook.com/editorapandorga
facebook.com/selovital

instagram.com/pandorgaeditora
instagram.com/vitaleditora

www.vitaleditora.com.br/

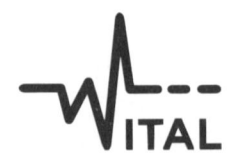